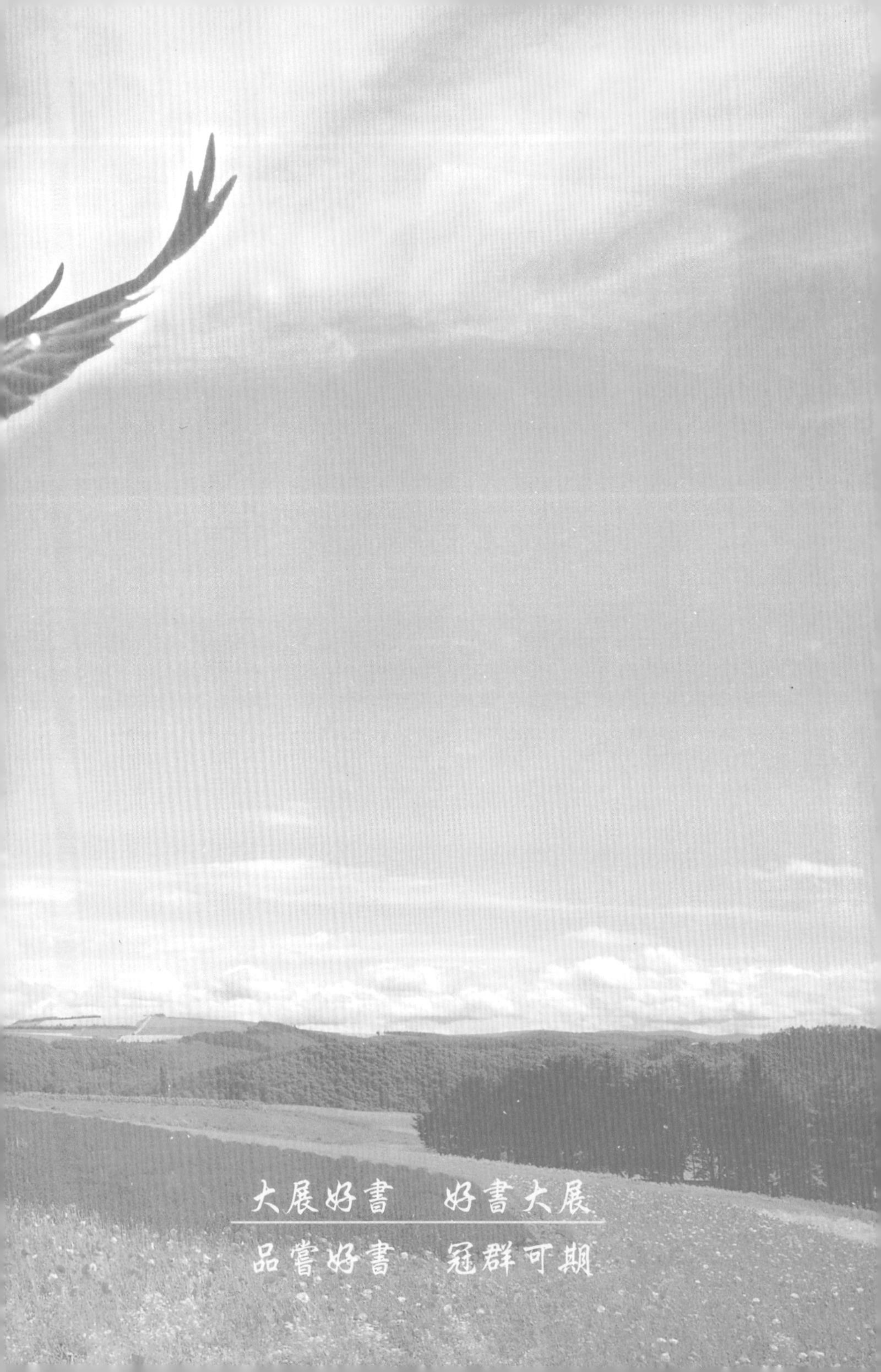
大展好書　好書大展
品嘗好書　冠群可期

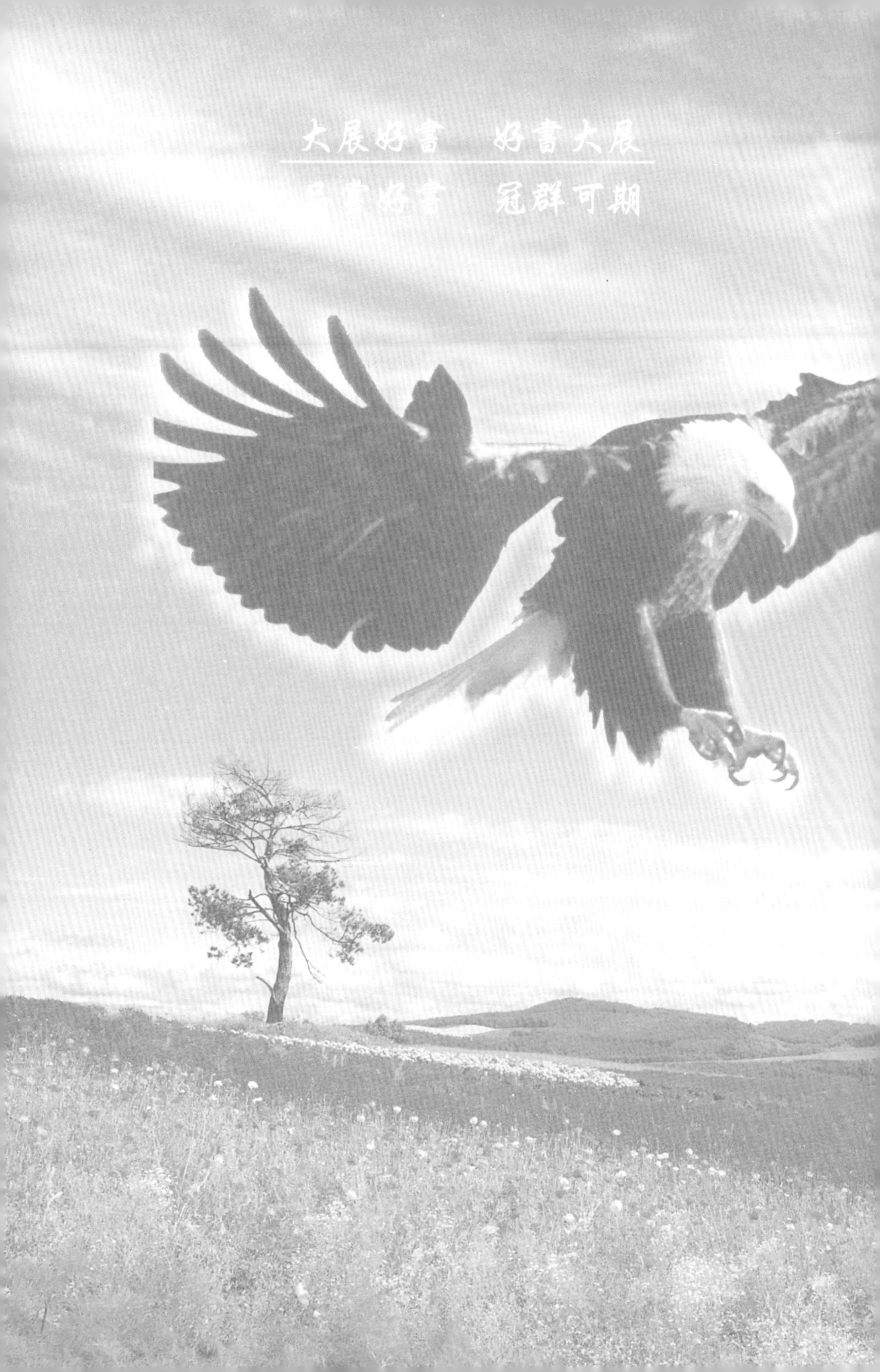
大展好書 好書大展
品嘗好書 冠群可期

實驗長命法

胡嘉英、葉冠群 著

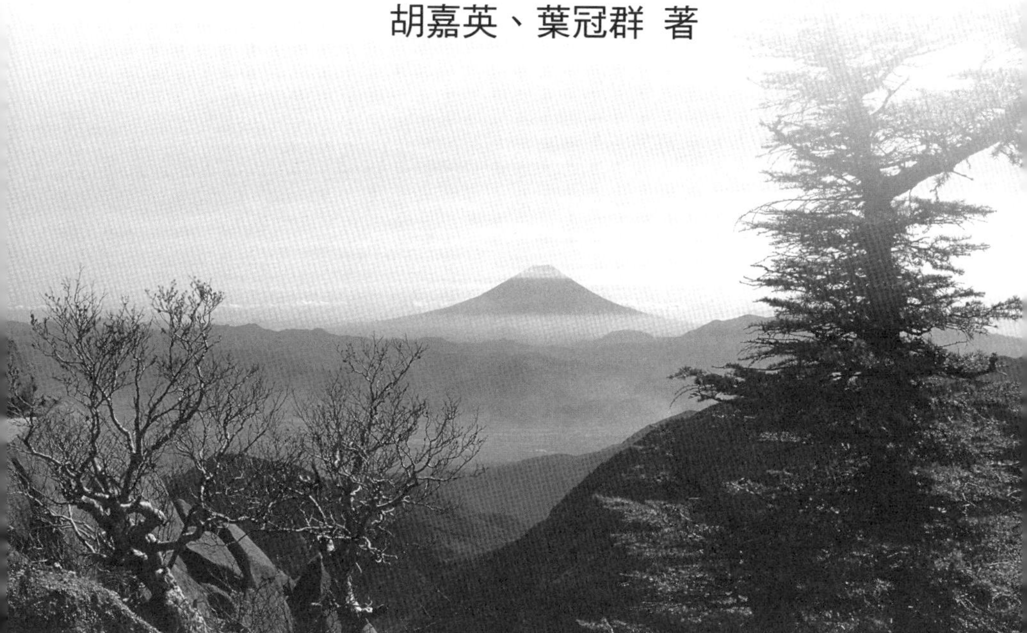

品冠文化出版社

國家圖書館出版品預行編目資料

實驗長命法／胡嘉英、葉冠群著
——初版，——臺北市，品冠文化，2011〔民100.10〕
面；21公分，——（壽世養生；2）
ISBN 978-957-468-835-7（平裝）
1. 長生法
411.18　　　　　　　　　　100015635

實驗長命法

著　　者／胡嘉英、葉冠群
責任編輯／王　躍　平
校 點 者／常　學　剛
發 行 人／蔡　孟　甫
出 版 者／品冠文化出版社
社　　址／台北市北投區（石牌）致遠一路2段12巷1號
電　　話／(02) 28233123・28236031・28236033
傳　　真／(02) 28272069
郵政劃撥／19346241
網　　址／www.dah-jaan.com.tw
E-mail／service@dah-jaan.com.tw
登 記 證／北市建一字第227242號
承 印 者／傳興印刷有限公司
裝　　訂／建鑫裝訂有限公司
排 版 者／千兵企業有限公司
授 權 者／山西科學技術出版社
初版1刷／2011年（民100年）10月

售　價／200元

策畫人語

隨著現代生活節奏的加快，人們的生活壓力、精神壓力逐漸加大，生理和心理上不同程度的亞健康狀態，成了現代人群必須面對的一個問題。而這套『壽世養生』的編纂、出版，則表達了我們對這一問題較為深刻的思考和積極的應對。瀚海文化工作室的同仁，希望能透過這套源於諸多中華民族養生健身典籍的叢書，把一些適應性廣、針對性強、簡單實用的健身養生方法介紹給國人，為提高大家的生活和生命質量貢獻一份綿薄之力。

這套『壽世養生』的『壽世』一詞，本義指杏林中的醫學著作、濟世良方和一些特殊的治療方法等，而實際上，我們的先人由大量的實踐和積累，遺留下的許多集針對性、實用性、科學性於一體，既簡練實用且效果顯著的養生健身方法，顯然也應該吸納和涵蓋於『壽世』的含義之中。故此，我們在編纂此套叢書時，刻意將許多養身健身方法也歸納於『壽世』一詞的名下，這樣做，完全符合『預防為主，治療為輔，防治結合』的現代醫學的科學理念，與我們先人『不治已病治未病』的思想也是一脈相承的。

必須說明，我們民族的養生文化在長期的發展過程中，由於科學技術文化水準發展的制約，一些荒謬、迷信乃至錯誤的糟粕，長期蟄伏於其中，譬如：成佛變仙術、長生不老術、點石成金術等等，所幸這些『瑕疵』，並非是其主流，而以廣大讀者今天的識知水準，是完全可以識別的，因此，我們在出版『壽世養生』時，對固有的一些『瑕疵』沒有做特別的處理。之所以這樣做，一是為了保留原著的原始風貌；二是希望廣大讀者全面認識民族文化發展的歷程；三是希望讀者能夠在去偽存真的過程中，提高自己的借鑒、辨識能力，更好地繼承和弘揚我們民族的優秀文化。

本套『壽世養生』的策畫出版比較匆忙，在許多方面可能有不妥之處，所選擇的內容也未必完全符合廣大讀者的需求，在此，誠祈讀者本著科學、客觀、求真、務實、簡練、實用、效果顯著的原則，對我們的工作，給予賜教和斧正！

瀚海文化工作室

長生不老

壽世全書

武進唐駝題

九十一齡之老人題

宇宙長春

湘西楊輝宗題

春臺日永

八十七齡曾世椿題

曾印 世椿

大地搏搏　萬民總總　龜齡鶴算　稟賦悉同

或萎朝露　或躋華嵩　翳曷㠯故　曰維人功

鴻編碩畫　巧奪天工　春秋方外　日月壺中

樂天知命　妙術返童　人生不老　世界大雄

民國十一年一月　八十三齡鄭貽孫題

序 (一)

天之生人也，芸芸總總，其法極巧，其意至公，人受稟賦，固無厚薄之殊。嘗觀世之人，不保天和，自損天年，或生而即逝；或少即天亡；或殞於壯齡；或殂於中道，非天使之，實人之自召也，豈不痛哉！昔老子修道以養壽，莊子養生以盡年，蓋年壽天也，而所以養之者人也。得其養則純固康強；失其養，則有札瘥天昏之患，此理之常也。

予於二十年前，藐躬多病，藥石寡靈，不得不考求養生。慎起居，吸清空，甘素食，棄膻葷，力行不倦，久之而夙恙頓除，厥體漸康。曩宦京華，每以修養之道，自勉勉人。

解組後，曾在滬設衛生會，月必兩集，為同志之講求。蓋鄙意善與人同，惟願天下人共躋仁壽之域也。今年春，友人來粵，出一巨冊以示，名曰《壽世全書》，丙序於予。予樂其名之有合鄙意也，略為翻閱一過，始知編輯是書，深具苦心，洋洋灑灑，數十萬言，或徵中外前哲之書，或採泰西新獲之理，無幽渺怪迂之術，無矯揉魯莽之弊，其理明顯而易知，其事平易而可行，凡人生延年益壽、長生不老之法，靡不俱備，稱為全書，名副其實。世有求長壽者乎，請以是書為介。

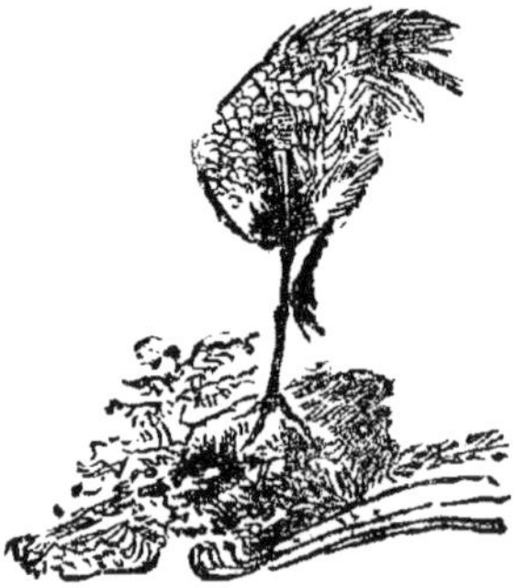

十一年春　觀渡廬主人序

序（二）

我國古代帝王賢哲，恒多享數百齡之上壽者。天皇氏以木德王，歲起攝提，無為而化，兄弟十二人，各一萬八千歲；地皇氏以火德王，兄弟十二人，各一萬八千歲；人皇氏兄弟九人，分長九州，凡一百五十世，合四萬五千六百年。又嘗觀猶太古史，人祖亞當九百三十歲；其九世孫曰諾亞，年九百五十歲。至阿伯拉罕壽一百七十歲，其死時尚有舉子之體力云。日本古代亦有長命者，曰武內宿禰，歷仕五朝，壽三百六歲。

揆諸史冊，東西大椿，若合符節。乃世人每謂古籍不可盡信，年月莫從稽考，遂引「人生七十古來稀」之說，妄為臆斷，歷代相沿。甚有侈談龜鶴之長壽，毫不詫為奇事，而反以人生壽命，得享修齡，為世間所必無者，抑何可怪之甚耶！

友人胡君嘉英、葉君冠群，十稔前遊學東瀛，曾列名於東京百歲會中，研究長生不老之學。反國後，寄寓滬濱，潛心著作，載稽古籙，博考西籍，訪耆英之所遺，信彭籛之可作，撰成一書，顏曰《古今中外實驗長命法》，舉以示予，囑為之序。

予自愧無文，何敢糞汙佛頭，惟有介是書以餉世人，俾同登老子春臺，如遊大雄世界，大地眾生，毋忘斯詣，各葆遐齡，優遊大同，是即著者與人為善之意也夫。

中華民國十一年二月

金紹先敘於海上之仰廬

目錄

目錄

目錄

目錄

目　錄

目錄

古今中外實驗長命法

第一編　長命原理

鄧山　胡嘉英
葉冠群　著述

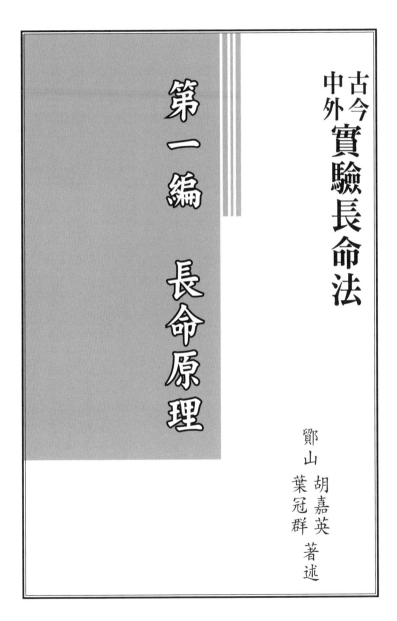

天地者，萬物之橐也。天地交感，萬物施生，天地絪縕，萬物化醇。日月以暄之，雨露以潤之，雷霆以挺之，太鈞播物，坱圠無垠，渾然莫知其所始，窈然莫知其所終，匈匈隆隆，稱之曰造物。

造物無私，莫不予以生長之機，俾克終其天壽。天壽者何？天生之壽命也。壽命既為天生，必有一定程限，雖其或短或長，各不相同，而具有長命之原理則一也。得天者壽，失天者夭，此為一定之理。

人類之所得於天者，較物為厚，而人類之不克全所天者，亦較物為甚，此其所以壽者少，而夭者多也。

有從而疑之者曰：「人生於世，徒恃夫區區七尺之軀，至多者不過百年之身，詎足與乾坤論大小，共天地爭長短哉？縱能苦心孤詣，精研生理，恐人定亦未必勝天，反不若縱情所之，任性所欲，猶得逞快於一生。」

噫，是何不智之甚耶！夫鳥獸蟲魚草木，果能遂其生機，無戕無伐，尚得享其天定之壽齡，矧夫人為萬物之靈，其自衛自全之智識及能力，超出於鳥獸蟲魚草木者，殆萬萬倍，奈之何以身徇欲，自促生命，而與蜉蝣共朝夕乎？嗟夫，中華民族，西人常目之為病夫。

所謂病夫者，氣息奄奄，與鬼為鄰之謂也。然使病夫而能奮焉思起，自全天壽，則今也雖病，而不病者將無盡期矣。吾願四萬萬同胞，其各專心致志，以研求夫長命原理焉。

第一章　生物長命論

蜉蝣不知朝夕，蟪蛄不識春秋，此生物壽命之至短者也。然其於至短之期，亦能完盡天職，以達一定之壽命。大抵生物以發育早者，壽命亦短；發育遲者，壽命必長，此定例也。

茲先將動物之長命者列表如左：

馬	十五年至三十年	貓	十年至十二年
牛	二十五年	猿	三十年至五十年
犬	十年至十五年	駱駝	五十年（或云百年）

獅	七十年	鸚鵡	二〇〇年
野馬	七十年	鴿	三〇〇年
駝鳥	七十年至八十年	象	三〇〇年
鯉魚	一五〇年	鯨魚	四〇〇年
鴻雁鷹雕	一三〇年至一五〇年	龜	五〇〇年

右表所列動物之天壽，以與人類相較，有過有不及，其理誠不可解，但據博物學家言，謂動物之得享高年者，大抵不外四大要素：

（一）呼吸空氣所需酸素極少，故其變化亦少，而壽算得以延長；

（二）能除舊佈新，得以返老還童，如象之脫齒，鳥之換羽，蟲之蛻殼是；

（三）食物非草木之屬，即果實之類，淡素之品，養其生活，合天然營養之妙旨；

（四）所食以充量為度，或竟不常食物，如龜之伏土不食，得以營其長生。

有此四大要素，故動物之齡算，多無限量。至於植物，則隨土地之適宜，應氣候之變化，以生以長，亦得享其一定之天壽。莊子云：「上古有大椿者，八千歲為春，八千歲為秋。」此為文人寓言，信之者極鮮。

然近今歐美考古家，往往尋見千百年前之老樹。非洲有一大樹，究其紋理，知為五千年以前之物。由是觀之，則植物之壽齡，且較動物為長久也。試就其天壽之長者，列表於下：

橡樹	約二千年	槐	六百年
松柏	約一千年	楓	六百年
栗	九百餘年	椰子樹	六百年至七百年
橘	五百年至六百年	蘋果樹	二百數十年
榕	六百年		

其他凡百年以內之植物，殆指不勝屈。然則王母長生之果、帝女不凋之花，又烏得謂為虛無荒渺，未必確有其物耶？

夫人類靈長萬物，似乎少壯老死，當盡如古仙張果，不辨甲子。顧一為究其年齡，反不若動植物之延短，是豈天之厚於物而薄於人歟？抑人類營養之法，遠不逮動植物之能得其天然歟？此其故。可以深長思矣。

第二章　人類長命論

物壽以性，人壽以仁，古人嘗言之矣。孔子曰：「仁者壽。」蓋仁者，天地生物之心，而人獨得之以為心，涵育渾全，必得其壽。是故上古帝王之治民也，虛其心，實其腹，弱其志，強其骨，使天下之民，皆不識不知，順帝之則，以享受其天年。三皇五帝之世，其民童蒙，敦龐純固，日出而作，日入而息，鼓腹而謳，擊壤而歌，雍雍熙熙，不自知其所以然而然，此其所以永年歟？

降及周之末造，天真泯滅，人欲熾盛，不知生其所生，而神勿守舍；惟覺形其有形，而心勿凝固。聲乎聲者，其命不復；色乎色者，其體不充；味乎味者，其性不一，於此而欲保其天壽，是何異南轅而北轍，緣木以求魚乎？

世人動謂古時之人多長壽，而今時之人多夭折，遂歎造物施予不公，厚於古而薄於今。庸詎知古人之壽，古人自壽之，非造物壽之而始壽也；今人之夭，今人自夭之，亦非造物夭之而始夭也。豈今人果不逮古人耶？

古人知長生之訣，在於修身養生。克伐怨欲，戒除務求其盡；飲食起居調劑，必得其平。是以吹呴呼吸，吐故納新，熊經鳥申，老彭之所以得壽考也。

「嗇其大寶，用其新，棄其陳，腠理遂通，精氣日新」，古聖之所以教後人也。奈何世人不注意及此，竟以至珍至貴之生命，委之於造物，操其修短，而信不可知之數，詎不深可慨耶！

第三章　一百歲長命論

泰西之生物學家，有法耳台者，嘗考生物壽命之原則，以生物之成熟期為起算點，謂生物之壽命，為其成熟期之五倍。而人類之成熟期，大約不外二十歲左右，若以五倍計算之，則人生壽命當至百歲。其說固信而有證，何以知其然也？考諸我國古籍，亦屢言之。

《路史》（點校：四十七卷，宋・羅泌撰，此書為雜史。路史，即大史之意，記述了上古以來有關歷史，地理，風俗，氏族等方面的傳說和史事）云壽者百二十歲，過此不死，為失歸祆（點校：同「妖」）怪；《養生經》云：上壽百二十，中壽百歲，下壽八十；韓愈《諫佛骨表》云：昔者黃帝在位百年，年百一十歲；少昊帝嚳在位七十年，年百五歲；帝堯在位九十八年，年百一十八歲；帝舜及禹年且百歲；殷湯亦年百歲；湯孫太戊在位七十五年，武丁在位五十九年，其年壽蓋亦俱不減百歲；周文王年九十七歲；武王年九十三歲；穆王在位百年，是可知人壽百歲之說，非虛誣也。

且近而證諸日本，當明治四十一年間，東京《萬朝報》社懸賞募集九十歲以上之長壽者，得列成一表，其中自九十歲至百歲者，計三千六百三十四人；百一歲者計六十九人；百二歲者計五十人；百三歲者計八十人；百四歲者計七十八人；百五歲者計五十一人；百六歲者計十人；百七歲者計四人；百九歲及百十歲者各一人；百十一歲者計三人，此外尚有行止無可稽查，自百七歲至百七十一歲者，計三十九人。

又遠而證諸歐西，西曆一千八百九十六年間，歐人愷欣氏調查羅馬某地之男女，年滿百歲者，多至五千人以上，古稱世外桃源，猶未足以喻其樂。亞畜特氏嘗謂希臘土民，享高年者極多。俄國巴爾幹半島人民，年屆百歲或百歲以上者，輒目為常壽，莫之奇也。

綜觀以上所述，則百年期頤，為人類一定之壽命，不及者，即可謂之夭折，過此者，始得稱為壽考。人何不上法聖賢，奉為圭臬，遠師歐日，取作楷模，營養適宜，攝衛合道，以自盡其天壽也哉。

第四章　二百歲長命論

人類之壽命，以百歲為定期，既如上所述矣。然近今之研究生物學者，有謂生物壽命，以成熟期倍算之，固甚確當，惟植物與動物，則有不同之點。動物之壽命，當以成熟期之八倍為最確，或有主張十倍者。

又有謂以生物之成熟期計算生物之壽命，殊非正當之比例，龜體早成，壽算五百；蠶化為蛾，死亡在即，此其明證也。由前之說，推人類成熟期之終點為二十五年，則八倍為二百年，即以二十歲為成熟期，若依十倍推算之，則亦為二百年。由後之說，則生物壽算莫可限量，短者固不及二百年，長者且遠過二百年，是二百歲之壽齡，猶未足以概人類也。

雖然，人類之天壽，凡可證為二百歲者，考之我國歷史中，亦屢見不鮮：昔者天皇氏以木德王，兄弟十二人，各一萬八千歲；地皇氏以火德王，兄弟十二人，各一萬八千歲；人皇兄弟九人，分長九州，凡一百五十世，合四萬五千六百年。此在古代渺遠，莫堪證信，然其時無為而化，無知無欲，其壽命必較今茲為長。

唐堯之時，命鯀治水九載，勿成放之於羽山，夷考其年，當時已百九十一歲矣。而居於羽山，猶未即死，則鯀之年壽，殆不止二百歲歟。周武王時，召公奭年百八十歲，老子年二百餘歲，此皆其可信者也。

復就西歐古史而觀之，始祖亞當九百三十歲，其子賽子九百十二歲，其子愛諾司九百五歲，其子該南九百一歲，越五世而生流美克，年七百七十七歲。流美克於百八十二歲時，生子曰諾亞，年九百五十歲。讀史者每目為神話，而不信之，然西曆一千八百零四年間，俄羅斯查全國之長壽者，其結果得九十五歲至百歲者計一千一百四十五人；百歲至百十歲者計二百四十八人；百十歲至百二十歲者計七十人；

百二十歲至百三十歲者計二十人；百五十歲者一人。又有歐人伊司東者，查泰西各國中古以還之長壽者，則得百歲至百十歲者十三十人；百十一歲至百二十歲者二七七人；百二十一歲至百三十歲者八十四人；百三十一歲至百四十歲者二十六人；百四十一歲至百五十歲者七人；百五十一歲至百六十歲者三人；百六十一歲至百七十歲者二人；百七十一歲者百八十五歲者三人。

綜觀以上所述，既有歷史上之例證，復有統計上之準確，則二百歲為人類之天壽，可無疑義矣。

第五章　男女長命論

天生壽命，固無男女之分，然求之事實，則有大謬不然者。凡人類自二十歲至四十歲，男子之數多於女子。至四十歲以後，則女多於男，年愈高，則其數愈多於男子。惟男子能超越天壽二百歲之定限，而女子則殊不易覯。

閑嘗推究其故，大抵因四十歲以前，女子在生育時代死亡較多，故女少而男多。至四十歲以後，男子大半因一生勞瘁，精力衰耗，相繼而死，女子則反因生育停止，愈益康健，而壽命得以延長，此其所以女多於男子也。

至於超夫天壽，女子恒鮮，亦自有故：女性柔順，不若男子勁強，能超出一切難關而保其壽命。女子則順機應時，至定關而滿其齡算。然享天壽以內之女子，則每多於男子，實堪確信。

明天順初，海州農民陳某，年一百三歲，其妻一百五歲，上賜以牛羊數十匹；清乾隆間，廣東南海縣楊能啟，年一百歲，妻黃氏年一百一歲，此為一證。

西曆一八三三年至一八三九年，當時法國調查巴黎人民，其間享年百歲以上者，男僅二十六人，女則多至四十九人，幾及男子之一倍，此又為一證。又據希臘官廳預計，自西曆一八七八年，訖一八八三年，列表：如左。

歲數	男數	女數	比較女多數
八五～九十	一二九六	一三四七	五一
九十～九五	七〇〇	八二〇	一二
九五～一〇〇	三〇五	三七五	七十

歲數	男數	女數	比較女多數
一〇五～一一〇	一一六	一六八	五二
一一〇～一一五	五二	六九	一七
一二五以上	二十	三四	一四

又據日本東京《萬朝報》社曾於明治四十一年五月十三日，徵集百歲以上之長壽者，列表於左：

歲數	男數	女數	比較女多數
一〇一	二四	四五	二一
一〇二	一八	三二	一四
一〇三	三二	四八	一六
一〇四	二十	五八	三八
一〇五	二一	三〇	九
一〇六	一	九	八
一〇七	二	四	二
一〇八～一一一	一	四	三

由是觀之，則女子之長命，為事實上所不可掩者。是殆女子之性質生活、動作食息，天然合長生之旨，俱優勝於男子而致然歟。

第六章　遺傳長命論

閑嘗推究人生之壽命，而得諸所聞所見者，每有其祖若父短命，而子孫多不永其年；若祖父長壽，子孫亦享其遐齡，於是知長壽本諸遺傳之說，究非無可證信者也。試以舊事徵之。

《中洲野錄》云：「崑山周壽誼，年一百十三歲，家建世壽堂。壽誼生於宋末，至明洪武六年，飲酒於鄉社，子孫從者，皆百餘歲。」

《皇朝盛言》云：「明成化間，有千戶朱政者，表奏其曾祖年百歲而終，祖全一百二歲，父鏞八十二歲，俱存三代，皆以千戶致仕。詔賜羊酒白米二石。」

《太平廣記》云：「李守忠奉使過海，至瓊州界，道逢一翁，自稱楊遐舉，年八十一歲，邀詣所居，見其父叔連年一二二歲，其祖宋卿年一九五歲，精神矍鑠，

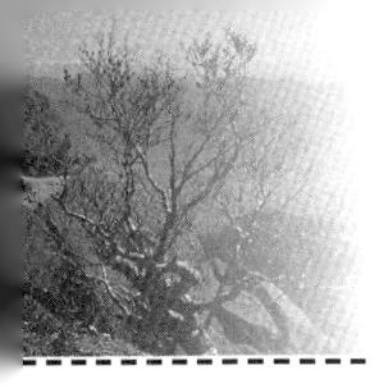

舉止輕健。」

《耳談錄》云：「巴陵老人，當一八〇誕辰，鄰友競舉觴，毛公聞而詣之，人見其至，皆奔避。毛公曰：『吾來謁壽星，請勿退避。』有主者數人，殷勤留客，皆龐眉皓髮，不知誰是壽翁。叩之數人，對曰：『家君尚未出。』蓋皆其子也。遂請老人，及出，顏容尤異。」

揚州北湖姚叟仁和，一稱姚老人，年一四〇歲，鬚髮尚黑，望之如六十許人。乾隆丙午夏六月某日，為仁和百歲誕辰，謁沿湖諸神廟，乘肩輿入市，一老人負錢囊從之。挽輿者兩人，年約五十許。市中童子，圍繞其輿不令前。仁和怒責負囊老人，負囊老人唯唯，請仁和入肆沽飲，盡酒數卮肉半斤，食畢，舍輿步行，迅疾如飛，負囊老人追之不及，汗流胸背。

蓋挽輿者為仁和之兩孫，負囊老人則其子也，時年已八十矣。凡此皆載在史冊，信而有徵者也。然則人生之長命，安得謂不關於遺傳者哉？

第七章　境遇長命論

人生壽命之修短，每因其所處境遇，而生不同之點，此其故何歟？而論之者，每謂富貴者多長壽，貧賤者多短命，其說非無理由，然考諸事實，竟有大謬不然者。彼以為富貴之人，頤指氣使，豐衣美食，溫飽無虞，營養有餘；而貧賤之家，所食者粗糲惡雜，所衣者短褐不完，甚且衣食不給，凍餓難免，不獨形色憔悴，或亦神志沮喪，遂援此以衡貧富者之壽命。

殊不知，富貴者膏粱文繡，皆所以伐性之具，養尊居優，安樂逸豫，戕害其生命而有餘，不如貧賤之人，居養素淡，適合長生之訣。

春秋時之絳縣老人，南北朝時之鍾離老人，明時之巴陵老人，清時之揚州老人，要皆生活質素，淡泊明性，居處安靜，無為無欲，而能使精爽不衰，以享其高齡，載在史冊，固彰明昭著者也。

夫古今來之長壽者，考其境遇，大抵窮乏困逆，自可知富貴者易於斲傷，而貧賤者適合天然營養也。雖然，人生世間，夭壽有定，苟能寡慾清心，適其所生，自得享受遐齡，夫豈境遇所得而促之哉。

第八章　職業長命論

職業為人類謀生之事務，而奚關夫壽命哉？然文人孱弱，武士勁健，實為人身現象之定例。

孟子曰：「矢人惟恐不傷人，函人惟恐傷人。」夫豈矢人之不仁於函人哉？蓋各因其所習之業，以達其謀生之能力，而心術之仁與不仁，初固無暇計及。職業之關於心術既如是，則職業之有關於壽命，亦無不可作如是觀矣。

今試觀夫鄉曲農夫，其身體之康健，恒較常人為優勝，此何以故？農夫之操作勤，操作勤則多運動，筋骨得自然之堅固；農夫之心神逸，心神逸則少耗損，精靈得天然之永久。其旦而動作也，黎明即起，處於曠野疏林，吸受清新空氣，於不知不覺之間；其夕而休息也，星月未出，閉戶就寢，酣眠熟寐，長宵一覺，無惡慮雜念，擾其睡魔。且也三時勞動，一季休養，圍爐室中，曝日簷下，野老閒談，類皆牛神馬怪，供人噱笑，精神快愉，思慮簡單，勞逸均平，此農夫之所以多壽也。壽命與職業之關係，有如是者。

第九章　強健長命論

人生欲延長其壽命，須保衛其體力之強健，此盡人而知之矣。然我國今人之體力，非獨遠不及古人，即較之東西各國，亦有所不逮。試觀今日歐美諸國，平均壽命，每人約占四十五年；矮小如日本人，其平均壽命亦達三十七歲。我國人壽統計，向未注意，雖未知平均壽命，每人可占幾何？第就每年嬰兒死殤之多、青年夭折之眾，以懸衡其壽命，恐平均之歲數，尚不及日本之多，可斷言也。

我國平均壽命之短，其最大原因，在於不增進體力。外國人之體力，隨文明而俱進，我國人之體力，反逐年以衰退，不亦大可懼乎！

西人有言曰：「吾人一方進於文明，一方須不忘野蠻時代。」斯言也，對於事物而云然耳，然吾人保衛體力之強健，亦何獨不然？今日之世界，文明進步，達於極點，各種建設，皆已完備，因交通便利，故則人生步行之時少；因衣服輕柔，故則人生感冒之疾多；因機械發達，生業繁盛，故則人生勞心者眾，而運動缺乏，精神衰弱；因公共團體，群眾生活，故則人生傳染病廣，而死亡較多。

總之生活愈文明，體力愈薄弱。欲除其弊，必須粗食惡衣，安步以當車，多動以舒身，一若野蠻時代之生活。俾身體不隨時代而退化，得以永保強健，達其天壽，則庶乎其可矣。

第十章　孱弱長命論

諺云：「帶病延年。」斯言也，驟審之，似絕無理由，然一為細細玩味，而覺其中實具有至理焉。

余嘗見一老人，年八十三歲，毫髮尚烏，齒牙未脫。其子年六十一歲，皓眉銀鬚，不知者常誤以子為父焉。聞老人當年二十許時，苦於疾病，咯血患癆，幾瀕於死，其後年愈進而身愈健，八十歲誕辰，稱觴祝嘏，老人應接賓客，終日無倦容，望之如四十許人。由是觀之，則理想家以為上壽之人，其平素之體質，必強健無倫，猶未可以作概而論也。

且西人梅氏亦嘗言之矣，謂某國一婦人，身材侏儒傴僂，而年百有十五；又有一女子，生甫二齡，左手屈曲如鉤，背脊向後外凸，成為廢人，而年百有十歲。此猶之不材之木，匠人棄而不顧，反得遂其生機，而與靈椿神藟同享高齡。

人體之孱弱者，何以異是？是蓋孱弱之人，其注重攝養，必較強健者為尤慎，故所得效果，異曲同工。誰謂孱弱者，終不若強健之易多壽哉？

第二編　長命新法

人生長命之原理，如上十章所述，既已盡之矣。但人生之長命，當必有法以致之。古來流傳之長命法，種類不一，各有特長，迨及今世，學者輩出，理論益足，主張愈多，試就其方法言之，大約可分為四種，有以呼吸為主者；有以筋肉為主者；有以皮膚為主者；有以腸胃或食物為主者，四者之中，尤皆以精神量為重要。此今日各種長命法之大旨也。

曷言乎以呼吸為主？如注重各種呼吸法是；曷言乎以筋肉為主？如注重各種運動法是；曷言乎以皮膚為主？如注重各種洗浴法是；曷言乎以腸胃或食物為主？如注重各種飲食法是。茲特選擇各種之法，已經多人實驗有效，且為當人所易於實行者，一一詳述如次：

第一章　精神長命法

今日之研究長生學者，大抵留意於肉體，而不注重於精神。不知精神為人身之主宰，欲求肉體之長生，不可不先求精神之長生。世有肉體已壞，而精神猶不盡滅者；從未有精神已死，而肉體尚能獨存者也。

英國大文豪莎氏嘗謂，人若心想極寒冷之地，則其手可瞬時投於烈火，而不畏熱；心想盛宴大饗，則雖饑不饑；心想盛夏之酷暑，則暫臥於冰雪中不感冷。斯言也，實足表示精神主宰肉體之至理焉。

彼夫世間愚夫愚婦之流，專心信仰神佛，能赤足行於火上，不畏炙傷，又能刀割臂肉不覺痛苦，是皆精神主宰肉體之明證。然則人生欲求長壽，非先修養精神其道末由。

第一節　精神作用長命法

世之倡精神論者，謂宇宙為精神之海。精神發動，遂成萬有，故人類之生命，不外夫精神之顯現，而人生之壽齡，有賴於精神之作用。精神作用，足以延年壽命者，不止一端，茲姑就其顯而易知者言之。

一、精神作用與血液循環之關係

人身血液，為養筋力之要素，而血液之循環於血管，全由於神經主宰。即如人之恐怖者，顏色蒼白；激怒羞恥者，顏色紅漲，是皆精神支配血行之顯證也。

是故精神所集注之地，血液亦隨之而集於其處，譬如於食物時讀書，則精神在腦而不在胃，同時血液亦不集於胃內而輸送於頭部；苟常以精神力集注於筋力運動，則其人肉體發達，功效必速而且良。

二、精神作用與食物消化之關係

消化食物，固為腸胃之天職，然非有精神作用以助之，則腸胃將失其消化之機能。凡人當心地快愉之時，其所食雖粗糲惡雜，亦甘之如飴；若胸心悶煩，雖膏粱珍饈，終覺食難下嚥，是蓋腸胃承受食物，其消化機能之靈活與否，全視精神力為左右者也。

故生理學家，謂人生之精神，快樂苦悶，實使腸胃消化力，生莫大之變動，非有所見而云然歟。

三、精神作用與疾病終始之關係

昔有某甲，家素豪富，罹腸窒扶斯，勢將平復。一日忽患腸出血，病勢頓亟，其家中曾有罹此症而斃命者，於是病人之心理，以為生命無救，神經興奮，其恐怖達於極點，每日便中帶血，延某博士為之診治。

某博士見其病為神經性，且察其狀態，已為腸窒扶斯恢復期，與其用藥餌療法，不如用精神療法，乃誑之曰：汝之病，非真正腸出血。予為汝檢查便液，知汝不須服藥，亦不用注射，但注意保養一二週必癒。

病人信博士之言，精神寧靜，翌日便血遂止。博士舉以告人曰，此人因鑒前人患腸窒扶斯兼腸出血而死，遂疑己亦不起，以致神經奮動，心悸亢進。予以精神療法治之，故能轉危為安，反險為夷云。由是可知精神與疾病有密切之關係焉。

觀上所述，則精神有此三大作用，足以移轉人生之命運。人苟善為修養，尚何慮壽命之不永乎？

第二節　精神觀念長命法

凡人覺五體不和、心身疲勞者，可行精神之觀念法。其法或臥或坐，心中默想天上，忽有異香佳色之神藥一丸，大似雞卵，降至頭頂，芬芳撲鼻，倏焉其藥化為液體，流入頭腦，有微妙不可思議之快感。其次流入兩肩、兩腕，達於指端，復迴流入耳、鼻、口、眼，彙集下注於胸，而兩乳，而肺，而肋骨，而背部，最後入於胃臟腸腑，由脊髓腰部以至於臀。

當其默想神藥之灌注體內時，凡神藥所到之處，如有異香妙感，不可以言語形容。有體內諸病諸痛，均隨之融化消滅，宛如水之蕩滌瑕穢，且在胸腹中，似聞瀝瀝有聲。行此法者，周身香酥愉快，兩腳溫潤和暖，為必經之成蹟。

如前之觀念連想數遍後，須再默想前之神藥，匯流於下半身，暖其足部、腰部，非常快爽，宛若名醫調和種種妙香之藥味，溶於微溫之浴湯，而我身自臍輪以下，浸入其中者。如此默想須臾，其人不知不覺，鼻內得聞稀有之香氣，全身軟酥快樂，不可名狀。從前有積疾者，悉能完全治癒。常人行之，不特容顏姣好，毛髮黑澤，而心神沉靜，百體和爽，延年益壽，自在意中。要貴能隨時實修耳。

第三節　精神快樂長命法

草木含春氣，則枝葉暢茂，發生迅速。迨及秋冬，蕭條肅殺，草木感之，則枝葉黃落，此何以故？植物固有感覺，所感者舒暢，故生機順；所感者蕭衰，故生機窒。植物有然，人亦何嘗不然？況人為感覺之最敏銳者，憂悶快樂，其影響於生命，必較植物為偉大。故人欲求長生，當以精神快樂為第一主義。欲圖精神快樂，其法莫善於常笑。

《春秋繁露》云：「喜氣為暖而當春，樂氣為陽而當夏。」

莊子云：「與人和者謂之人樂，與天和者謂之天樂。」

《爾雅・注》云：「笑心樂也，是則笑者所以適心，心有所適，壽自延永。」古君子樂天知命，良有以也。且近今生理學家，常謂笑之功用，能滌除心胸之煩悶，輔助腸胃之消化，佐血液之循環，而使之調和；擴肺臟之呼吸，而使之強壯。又能癒疾止痛，其裨益身心，殊非淺鮮。

昔有某甲，離家遠行，其妻忽以驚悸成疾，醫藥罔效，奄奄待斃。其夫適歸，審知其妻之病，為神經受劇烈刺激而來，非藥石所能奏功效，於是設法誘令解頤，終日伴坐床頭，為其妻講解古今笑史，及世俗趣事，不啻生公說法，天花亂墜，而一室生春，蛾眉善笑。未及期月，其妻沉痾若失，平復如常矣。

由是言之，則笑之功用，可以已疾，然使充其功用之所極，無不足以延年。世有研究長生術者乎，當以笑為長生之第一術。

第四節　精神渾厚長命法

人之為神，貴夫涵育渾全，藹乎若春暘之溫，汎乎若禮泉之醇。由是心境明淨，達於四體，而無所不適。推原此心，在天地則坱然生物之心，在人則溫然濟人利物之心。夫坱然生物，溫然利濟，非即「肫肫其仁」之謂歟？

孔子曰：「仁者樂山」；又曰：「仁者壽」。自古未有壽而不仁者，亦未有不仁而壽者，惟仁者不尚詐偽，不使權術，無一毫機械之心，醇焉以全其神，肫焉以養其生，故能長壽。

昔者子貢自楚適晉，見一丈人，方將為圃畦，鑿隧而入井，抱甕而出灌，搰搰然用力甚多而見功寡。

子貢曰：「有械於此，一日浸百畦，用力甚寡而見功多，夫子不欲乎？」為圃者仰而視之曰：「奈何？」曰：「鑿木為機，後重前輕，挈水若抽，數如泆湯，其名為槔。」

為圃者忿然作色而笑曰：「吾聞之吾師，有機械者必為機事，有機事者必有機心，機心存於胸中，則純白不備；純白不備，則神生不定；神生不定者，道之所不載也。吾非不知，羞而不為也。」

旨矣哉，抱甕丈人之言也。使非知立命之道者，其何能辨此。

第五節　青年活潑長命法

人生之難得者，其惟青年之時代乎？人生之可貴者，亦惟青年之時代乎？光陰迅速，如白駒之過隙，浮生若夢，為歡幾何。人自生而幼，而壯，而老，而死，上壽不過百歲耳。況夫七十古稀，人生常論，則曾有幾時，而大命傾於旦暮，長生屬諸空幻，不亦與蟪蛄春秋，蜉蝣朝夕，同悲其命運之短促乎？

執是以思之，人生之青年，非最難得而可貴者耶？雖然，人當青年之時，情竇甫開，私慾方熾，凡百動作，皆足以戕其生命，故人生入此時期，可以定終身壽命之修短，而不可不注意於青年之修養。青年之體質，發展力強，則修養亦易；青年之精神，茫無定識，則修養殊難。欲修養青年之精神，須使其活潑而不呆滯，為唯一主義。厥端有三，試分述之：

一、常抱樂觀主義

失意之事，即為得意之媒介，塞翁失馬，安知非福。若偶不得意，即陷於悲慘而不自勝，非青年所宜出此。

二、勿思人之死亡者

兔死狐悲，物傷其類，而況於人乎？言念死者，頓覺生趣索然，尤為青年所切忌。

三、勿常近老年人

老年人元氣已衰，天趣自少，常與相親，染習老成，不惟生氣隱被淘汰，而精神心力亦不覺漸安衰頽，故為青年所當忌。然世之為父母者，每以其子與群兒為友，則智識不能增進，或反沾染惡習，乃力事趨避，而使與長者往還，彼以為老成之人，道德高尚，智識周備，可以效則，不知益未獲而害已伏矣。

試觀傾向悲觀之青年，往往喜近老人，而憂鬱成性，終身不能解脫者，比比皆是，是猶不足以為鑒歟？

第六節　老年涵養長命法

逆來順受，實駐顏九轉之丹；心平氣和，乃涉世六塵之海，此老年人涵養之第一法也。外此則保養精神，活動心身，節量飲食數者而已。

夫衰老之至，為人生所不能免。肉體既衰，精神力必漸弱，神經系之機能，亦必漸異，不復能如少壯時之有節制，苟非善為注意，必立有變常之虞。要當賞心於良辰美景，及時行樂以舒暢其襟懷，不可居恒戚戚，常呈不快之現象，尤不可過為思慮，而極度勞動其心神，所謂保養精神者此也。

人生勞動，所以鍛鍊精神與肉體者也，雖至衰老之時，亦仍不可廢，但不宜過度及劇烈耳。世嘗有因年老而輟業閒居者，曾不數年，其衰頹較諸未輟業之前，既速且甚，是即不勞動之故。故退閑之老人，或栽花木，或嗜文學，或玩古董，或親少年，皆得稍勞其精神肉體，而為長生之靈藥，所謂活動心身者此也。

老人之食物，以果類菜蔬穀類，及其他富滋養而易消化者為宜。如具刺戟性之食物。最易勞疲體內機械，當屏絕之。所食之量，亦宜稍為減少，免使消化器之力有所不勝，所謂節量飲食者此也。

今人每至中年以後，失於留意過甚，飲食精美，而反招營養太餘之害；衣服輕柔，而反減肌膚之抵抗力；勞動自戒，而反失肢體各部之作用，是雖名為養生，不知適以傷生，可慨也夫。

第二章　肉體長命法

人自初生以至長成，筋骨臟腑，一一完備，體力官能，一一發達，允宜慎重營修，始終鍛鍊，順造化賦予之功，成金剛不壞之身。乃曾幾何時，頭童齒豁，耳聾眼花，腰背屈曲，龍鍾難支，顏膚皴皺，雞皮堪笑。春春不再，倏焉白髮其種種矣；皓質當前，俄而暮景又冉冉矣。朝方榮而夕瘁，悲蒲柳兮先零，此經天緯地之英雄，拔山蓋世之壯士，一屆風燭殘年，莫不欷歔自悼，而徒喚奈何也。

《列子》云：「人自世至老，貌色智態，亡日不異；皮膚爪髮，隨世隨落，非嬰孩時有停而不易也。間不可覺，俟至後知。」又云：「人自生至終，大化有四：

嬰孩也，少壯也，老耄也，死亡也。其在嬰孩，志氣專一，和之至也，物不傷焉，德莫加焉；其在少壯，則血氣飄溢，欲慮充起，物所攻焉，德故衰焉；其在老耄，則欲慮柔焉，體將休焉，物莫先焉。雖未嬰孩之全，方於少壯間矣。其在死亡也，則之於息焉，返其極矣。」

從可知生老病死，人之常情，而有生無死為事理之所無。然食穀者知慧而夭，食氣者神明而壽，不食者不死而神，古之來長生者，論之詳矣，保身養性，自能永年，故論肉體。

第一節　身心關係長命法

人類生存於世，而於求不老不死之法，第就精神一方面言之，已為繁瑣而難能之事，乃人生不幸於精神之外，猶有所謂肉體者焉。世之謀長生者，徒注意於肉體，而不留心於精神，固為舍本而就末。若置肉體於不顧，而欲圖長存塵俗，亦猶之緣木以求魚也。

彼夫衛生家，莫不貴肌實筋強，苟其無所用之，則亦何必細究精求，而必使實之強之乎？故自長生之實際言之，則精神為主，而肉體為從，肉體固受精神之命令，以盡其種種機能之職務者也；若各就其作用言之，則精神亦常受肉體之影響，且至大而速。肉體不能長保其少壯之態，桑榆暮景，勢必陷於衰老，而精神亦必隨之以衰老矣。

於此而有一喻焉，肉體猶一國也，精神猶一國之政府也。國之有政府，借此以出號施令；政府之於國，當盡其支配之能力。無政府則國不立，無國則政府亦無所附，其理固極顯而易知。

故為肉體求長生之法，即所以為精神之長生、精神之健全，與肉體之健全乃並行而不相悖者也。其關係之密切，有如是者。

第二節　肉體健全長命法

《國語》云：「籧篨不可使俯，戚施不可使仰，僬僥不可使舉，侏儒不可使援，矇瞍不可使視，嚚瘖不可使言，聾聵不可使聽，僮昏不可使謀。」理固然矣，然而均是人也，善攝生則木公金母，與天地齊其壽齡，共造化參其命運，否則反之。其間固無高下之分，長短之殊，惟欲求其長生，必是有道以處之。

其道維何？曰：欲身體之長生，在於健全而已矣；欲身體之健全，在於各事不使過度而已矣。夫鴆砒之毒，足以殺人，善用之，則可以治病；參苓之益，足以補身，不善用之，則適以傷生，此無他，在合度與不合度之故耳。是故，世之養生者，或耽於安樂，而縱逸有餘，滋營不足；或勤於運動，而操勞太過，貽害尤甚；或求適口腹而害心神，或圖遂肉欲而傷脊髓，是皆過其量度，安望身體之健全乎？身體不健全，而能延年長生者，未之前聞。

第三節　腦髓不弱長命法

腦髓居頭之上部，為精神作用之主在地，故欲使精神之不衰，俾肉體得以長生者，必先求所以使腦髓不弱之道。惟人至六十歲以後，雖其精神尚為健全，而其腦髓經之組織，必與少壯時有異。凡人年已老，而腦髓未衰者，由於平時未受飲食及藥石之害，故雖皮膚皴皺，身材痲木，而腦中之血管壁，猶未堅化，恒能使純潔之血液循環其間，其人必依然少年，得駐足於不老之境。

故人生雖達老年，亦當彷彿少時，度其歲月，而恒樂世間之趣事，恒持少年之樂觀，不自知老之將至。此為神經系之攝生，所最當致意者也。

至於腦髓之健全與否，全視夫所供給之血液性質而定。血液不潔，則腦髓不強；血液清潔，則腦髓強健。而清潔血液，所以能供給於腦髓，則尤賴體內分泌機關之力。

何謂體內分泌機關？即肺、胃、腸、腎等是也。此數者，必完全發達，乃能盡其輸送之天職。否則無由供給清潔血液於腦，而腦髓之機能，將自遲鈍而至於枯竭。是雖欲生身之不死，且不可得，而又奚論夫長命者哉？

第四節　血氣不衰長命法

人身之所以能生活者，以血氣為最要。蓋血者精之餘，氣者神之餘，精神者，人生受命之原也。腎主精，心主神，肝主血，肺主氣。精血為水，神氣為火，精血下行，故肝腎居下，水潤下也；神氣上升，故心肺居上，火炎上也。是故血氣旺則精神強，血氣衰則精神弱，此為一定之理。若人生精神衰弱，而其肉體猶能健全，得以長存不老者，未之有也。

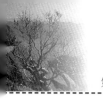

然則人欲生命之延長，非善養血氣不為功。血氣者，實吾人肉體營養官能之中心點也。奚以明其然也？人身臍下一寸五分之處，名曰氣海，清氣充滿，周達全身，以營呼吸作用。人身之氣管，為呼吸空氣之用，以營養肺臟及各部之機能。且其管之內面，皆時顫動之纖（點校：原稿誤為「織」）毛，時時顫動，以去痰沫及塵埃之類。若夫血，則人身脈管內所含之液體，由心臟發出，循環運行，以營養全體，且輸送廢物於排泄器官者也。由是觀之，則二者之功用，皆為所以健強身體之要素，而求長生術者，詎可忽諸？

第五節　私慾斷絕長命法

《禮運》云：「飲食男女，人之大欲存焉。」

《曲禮》云：「欲不可從。」

《樂記》云：「以道制欲，則樂而不亂；以欲忌道，則惑而不樂。」

《管子》云：「節欲之道，萬物不害。」

《莊子》云：「無勞存形，無搖汝精，乃可長生。」

《老子》云：「有國之母，可以長久，是謂深根固柢，長生久視之道。」

《孟子》云：「養心莫善於寡欲。」

《荀子》云：「耳目之欲積，則敗其思。」

《程子動箴》云：「順理則裕，從欲惟危。」

古聖賢知人之不能免於欲也，是以諄諄垂誡，不厭詳盡，苟能遵而行之，則長生之法，奚庸他求。奈之何世人多迷而不悟也，圖閨房之趣，而溺情於枕席者有之；耽宴安之樂，而肆志於淫佚者有之。非鄭衛之音，不謀於耳；非齊秦之娃，不接於目。醼內不出，遊外不返；生生相違，病病相孕，是雖日服玉液金丹，亦未足以保命而延壽也。悲夫！

第六節　嗜好戒除長命法

長生之術，於斷絕私慾而外，尚須戒除嗜好，一有所嗜，則縱情之所適，任性之所極，勢必至耗神竭精，戕身傷生，其何能壽？

今夫絲竹管弦，所以養耳，而不知實攻心之鼓；黼黻文章，所以養目，而不知實伐性之斤；椒蘭芬苾，所以養鼻，而不知實燻喉之煙；麴蘖膏粱，所以養口，而不知實腐腸之藥；疏房樬篴，所以養身，而不知實召蹶之機；娃（點校：「娃」字之誤）婧窕豔，所以養情，而不知實竭精之源；樗蒲博弈，所以養性，而不知實耗神之火；金銀貝玉，所以養生，而不知實追鬼之丹。

人若有一於此，足以賊害身命而有餘，故善攝生者，耳絕淫聲以清其心；目絕淫色以修其性；口絕淫味以養其身；葆精啬神而得長存於大千世界，不其休歟。

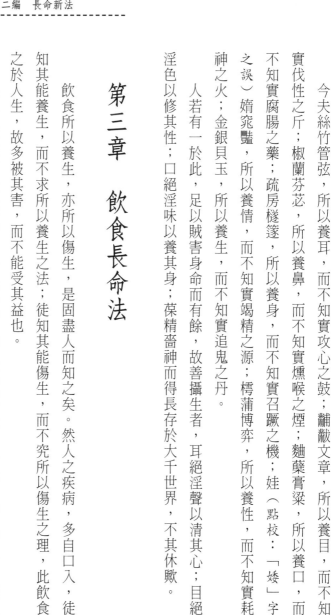

第三章　飲食長命法

飲食所以養生，亦所以傷生，是固盡人而知之矣。然人之疾病，多自口入，徒知其能養生，而不求所以養生之法；徒知其能傷生，而不究所以傷生之理，此飲食之於人生，故多被其害，而不能受其益也。

夫人之食慾，本無定例，有幼時嗜之而壯時厭之者；有昨日嗜之而今日厭之者，此就食慾而言之。不能以幼時之所嗜者，而仍施之於壯時；昨日之所嗜者，而仍施之於今日也。

人之食性，各有不同，有甲好之而乙惡之者；有甲食之以為養，而乙食之以為害者，此就食性而言之。不能以甲之所好者，而強乙之同好；甲之所養者，而概乙之為養也。且人之食量，有忽而增進，忽而減退者，即如人至夏日酷暑之時，其食量必較平時為減少。若夏日食量既減，而飲食仍無節，則必反受過食之害。自可知一日三餐，雖有定時，而進食之恰當，以食量增進及食慾奮發時為衡；所食之物，當以性之所嗜為衡。總之，食知其味，又不過量，即所以為養也。知此者，始可與言飲食長命法矣。

第一節　素食長命法

人生卻病延壽之方，當以素食無上之妙藥。蓋牛羊牲畜，肥甘膩滯；魚蝦鱗介，腥雜污泥，不若果蔬穀豆之類，品質輕清，滋養豐富，有益於人身，而無一切之害也。今試言肉食之害，以明素中之有益，厥端有四，姑分述之：

一、人生咀嚼食物，賴乎齒牙。考人類之齒牙，其適於肉食者，不過四枚，其餘二十八枚，皆適於植食。

二、肉類肥重，消化自難，食之者胃腸之勞動太劇，負擔過重，每有不能勝任之勢。故多嗜肉食者，實與人身自然營養之原則大相悖謬。

三、肉食必多不潔，豬肉最甚，雞鳧亦然；且牛羊等畜，難保其不染病者，食之傳染，其機最微而最險。至於餒魚敗肉，毒質益劇，為害益烈，瘟畜之肉，毒且致死，如食植物，則無此患。

四、嗜肉殺生，究傷天地好生之德。人而肉食，其性之近可獰惡殘忍，殆無異於虎狼之食鹿兔，鷹隼之食雀雉也。試觀屠夫，以宰殺為生涯，其居心行事，類多殘狠，即其明證。《孟子》有言：「聞聲不忍食肉，君子自遠庖廚。」實為千古戒殺之良訓。

世人動謂不肉食則精力不足，斯言未知何據？彼亦憶夫十年前，西人會賽跑，而奪得錦標者，即為持行素食之健兒乎？海上慎食衛生會，成立有年，而拒葷茹素之聲浪，播傳漸遠，行見人類文化愈進，盡戒屠殺，盤飧純潔，飲和食德，則壽不借而自長，命不禱而自永矣。

第二節　草食長命法

間嘗推闡動物進化之理，知人類遠祖，實係猿猴，則人食草木之實，以為生活者，乃由於遺傳之本性，無足異也。

而難之者曰：動物之草食者，名曰反芻類，其生理上之構造，適合於草食。若人則構造，既異於反芻類之動物，而胃腸之消化力，又不若牲畜之健強，人而草食，將何以滋其營養，而保其生命乎？

曰：惡是何言？上古之人，未有火化，食草木之實、鳥獸之肉，飲其血，茹其毛，而其壽齡之高，常達數百歲以上。虞舜飯糗茹草，其年壽六百有餘歲，誰謂草食之不宜於人哉？況際離亂之世，避難之人，往往採草根樹皮以食之，其甘如飴，亦足以充饑而果腹，則草食可以養生，不待言而自明矣。

草食之法，即日本所謂豪傑饌者是也。日本有岩下茂長翁者，少時以草食為美品，取路畔青草，碎之略短，滴醬油少許，食之甚覺有味，而翁一生無少病，至老猶精力充足，蹻健無異常人云。

第三節　粗食長命法

英國醫師查瑪士瓦度竦博士，嘗謂人之飲食精美者，其生殖力衰減最甚。斯言具有至理，試就生理學考之，人體之營養，以含窒素物之蛋白質為主要成分，然體內諸機關，得營活動而生存者，其主因則在燃燒作用，體內諸機關所需活動之燃料，則為碳素化合物之脂肪質，及含水碳素之澱粉與糖等。若人體無此等燃料，使其諸機關完全活動，雖多食蛋白質，而其人既乏活力，亦必不久於人世。

惟查食物中之含碳素化合物，皆為粗賤之品，是以粗食之人，患胃病者常少，美食之人，患胃病者常多。美食者之齒牙，每不若粗食者之堅固，且多齲齒，此因其常食柔軟之物、肥甘之品，致齒牙失其銳利堅強之能力，而其結果，乃不能磨礪以求勝。

於此可知，美食者專食易消化之食物，使腸胃成一動之慣習，驟遇粗糲之物，則一時不能調製，遂頓起障害。若粗食者，其腸胃力甚強，雖遇難消化之食物，亦不致有所障害，而礙於生命也。

此貧賤之人，所以多筋骨強壯，而年壽亦較長於富貴者歟。

第四節　少食長命法

養生家之言曰：食宜少，戒飽餐，味必求適口者；又曰：食少則臟氣流通而少疾；又曰：大食大飲，皆為心臟與動脈衰弱之原因。而心臟動脈衰弱，又皆為早老早夭之原因。

蓋人之飲食，所以補給全身消耗之組織也。其所供給之量，適足以應其需求之量，斯為合度，否則盈虛消長，有違其時，雖供給以極有用之物，亦胥歸於無用，非惟勞而無功，抑且因此生害，人生疾病，隨處皆可致之。庸庸之流，大都為口腹而起，殊可惜也。

夫飲食本為養生之事，原欲其康健而無疾病，奈何以之養生者，而反以之傷生，使至可寶貴之生命，殉於口腹，受種種之痛苦，以自促其壽算耶？孔子曰：「食無求飽。」斯真養身立命之要旨矣。

第五節　緩食長命法

世之號稱文明者，每以光陰為可寶貴，不欲虛耗於食事，其於食也，如風捲殘雲，以速為貴。七筋甫沾唇上，而羹殽已入腹中，一切食物，囫圇吞下，至其身之有害與否，初不計及。

噫，如何文明之人，而不知養生之道耶！夫放飯流歠，古人所忌，牛飲狼吞，賢者不為；《曲禮》云：「毋嚃羹，毋嘬炙。」此雖就食德而言之，而於養身之法，實有切密之關係焉。

蓋食物之消化，賴夫全身精液之作用，凡胃腸臟腑之精液，所以能盡其妙用者，其主因則在於口中之津液。欲生口中之津液，必使齒牙先盡其職。食物入口，咀嚼多時，即覺舌本生津，甘芳潤澤，緩緩拌入，成均勻之團塊，然後致送於胃。俾經體內各部之消化機關，自無積滯難通之患矣。

故衛生家謂入口之食物，必使遍觸各齒，乃可咽下，以咀嚼三十二次為適度。前英相格辣斯頓，每食一物，必嚼至二十四五次始咽而吞之，享壽九十歲餘。由是觀之，則緩咽細嚼，實養生延年之要訣也。

第六節　飲水長命法

近今之生理學家，嘗考人身上之體質，水占十分之七，遂謂腦漿一百分中，著水七十八分；肌肉中含水七分之五；骨節中含水十分之三；全身之精液及血管中之血液，無一非水。又謂人體毛管內，所出之氣，即為水氣，如口涎、流汗、便溺等，皆顯而易知者。且以水之功用，所以流通臟腑。

食物入於腹中，一經消化排泄後，精者化為液質，營養全身；粗者變為渣滓，入於大小腸中，若無水貫注之，則逐層填積，積多成毒，故須時時飲水，以充流其下部，使所積之穢物，從大小便而出。是可知水之於人身，為益甚大。人不得食，但每日飲水數合者，尚不至（點校：原稿為「知」）有礙於生命。

醫學家有主張斷食療病之法，未聞有主張斷飲者，蓋飲固較食為重也。然所飲之水，則不可不審擇，所飲之量，尤不可不慎重。飲溫水不若飲冷水之有益，水經煮沸，其中養氣消盡，試以煮沸已冷之水，澆花養魚皆不能久活，即其明證也。

河水井水，不及山泉雨水之澄清。惟極清之冷水中，嘗產有人目所不能見之微生物，欲飲之水，須先以沙濾缸濾之，方為合宜。至於飲水過多，或於食頃及飯後即飲之，自難免腸腹膨脹之患，則更當注意者也。

第四章　呼吸長命法

人不飲食，至七日而方死，若人不呼吸，則生命無俄頃之延，是人之呼吸，視飲食為尤要也。人在空氣中，猶魚游水中。魚腹中不得水出入，即死；人腹中不得氣出入，亦死，其理相同。一呼一吸，人生之命運繫之，顧不重要乎哉！故人類生活機能之最切者，莫如呼吸作用。

人身虛空，充之以氣。呼出之氣，身中之濁氣也；吸入之氣，天地之清氣也，吐故納新，以資營養，其功極為偉大。嘗考空氣之中，含有酸素與窒素多量，吸收酸素，足使人身發生熱氣而起酸化作用，俾體內之老廢物，化合而為碳酸素，時時吐出之，新陳代謝，則血液化為純良清潔，循行周身。然酸素過多，則有害及體內組織之虞，於是賴有窒素，以為調劑作用。

窒素者，為人身滋養之要品，此固盡人而知之。而空氣中之窒素，不惟富於滋養，且能調劑酸素劇烈之燃燒，使適中和之度，此人類之生活，所以賴夫空氣，而以呼吸為要事也。昔彭祖吹噓呼吸，如喬松渺然絕俗離世，得享八百歲之遐齡，世之求長生者，胡不勉而行之。

第一節　腹式呼吸長命法

呼吸種類凡三，即肺尖呼吸、胸式呼吸、腹式呼吸是也。

肺尖呼吸，為病人與婦女所行之呼吸，呼吸法之不良者也；

胸式呼吸，吸氣時，膨胸凹腹，通常人皆行之；

腹式呼吸，吸氣時下腹凸出，正與胸式呼吸相反。

三者之中，以腹式呼吸為最良，蓋腹式呼吸者，吸時下腹前凸，胸部擴張，其肺內所受之空氣較多，且人體內之血液，其所以能循環不息者，由於心臟收縮力及腹壁彈射力，若腹力不足，則血液循環不靈活，偶一滯積，致釀成種種疾病，若能以腹力促其循環，則血流順利，營養完備，故腹式呼吸，為最良之強健法。其法如下：

甲、呼吸時之姿勢

一、兩腰須微開，坐姿須端正；
二、兩足要相齊，重心須均平，臀部宜稍向後屈；
三、脊柱須正直，頭面須向前正視，兩手輕置膝下，不可用力；
四、全身須穩如泰山，不可俯仰搖動。

乙、呼吸時之方法

一、吸氣時，下腹前凸，須以兩手擦於腹部，緊張而堅硬，但不可出於有意；
二、吸氣既足，暫時停止，安心靜坐；
三、停止須臾，繼以吐氣，吐時腹凹，亦不可出於有意；
四、吐氣時，須有腹內空氣，全出體外之觀念；
五、吐氣既畢，暫時停止，復吸氣如前；
六、吸時不宜過足，吐時亦不宜太竭，以八分為度；

七、呼吸必以鼻，口須閉合；

八、呼吸俱宜靜寂，以細長為貴。

行此法者，雖於不練習時，亦不可脫去腹力。若能終日不脫去腹力，則行持其法，程度已深。如是行之復久，則其平時呼吸，與練習時相同，自能得其功效矣。

第二節　靜坐呼吸長命法

習靜坐之法者，不可不調節呼吸。蓋靜坐之功效，全視乎呼吸之合法與否。呼吸當出於自然，不可出於勉強。而靜坐之時，又須萬慮俱息，不能注意於呼吸，此則初學之人，所最覺困難者也。第行之既久，自成慣習，而漸漸收其效果矣。

試述其法於下：

甲、靜坐時之姿勢

一、盤足端坐，兩股交叉如三角形（或半膝坐、跪坐、椅坐均可）；

二、脊柱宜正直，下腹宜前凸，臍以上少折凹；

三、目宜輕閉，勿用力；

四、頭與脊骨相對，不可偏倚；

五、兩手相組置膝上；

六、口勿開張，亦勿緊閉；

乙、靜坐時之呼吸法

一、坐法嘗嚴守靜坐之姿勢；

二、吸氣先宜短，逐漸加長，不可暴急；

三、吸氣時，胸部擴張，下腹略縮，不可故意擴其胸部，亦不可故意縮其下腹；

四、吐氣宜緩長而靜細，以耳不聞聲為合；

五、吐氣時宜緩緩致力於臍下，以增強其腹力；

六、呼吸以鼻出入，一呼一吸，能延長至一分鐘之時間為最宜，惟中間不可停止休息；

第三節　練深呼吸長命法

強健身體之效力，莫如行深呼吸一法。蓋深呼吸，不獨有益於肺弱者，健康者行之，其肺益強健而發達，血色亦紅潤有光。肺既強健，則體內諸臟亦因之強健，而疾病自不易侵矣。其法如下：

甲、深呼吸之方法

一、身體直立，兩手向前平伸與肩齊；

二、徐徐吸氣，充實腹之下部，同時舉起兩手，自前方高伸至頭頂，徐徐由後方落下；

三、兩手下落至背後，吸氣停止；

四、兩手落下，即復舉向前方，同時吐出腹內之氣，為呼吸之一度；

乙、深呼吸時之注意

一、每晨早起，擇空氣清潔、林木茂盛之地，行之為最適宜；

二、初學時練習至四五回以後，逐漸增加，每次至十五分鐘為合度；

三、手之上下，與息之出入，均須極靜，不可急躁；

四、患肺病者，須在海濱空氣清新之處，每日於辰刻、午刻、酉刻，行三次，每次時間以十分鐘至十五分鐘為宜。

第四節　睡眠呼吸長命法

睡眠時之調和呼吸，與長生最有關係，其法甚多，茲舉其最易行而最有效驗者述之如次：每晚就寢前，先如廁，去大小便。然後直身仰臥，手足俱伸直，周身不用力，安靜精神，先開口，自臍下吐息七遍，乃閉目與口，以兩手輕摩胸脇至小腹，約撫摩十餘分鐘為度；次以兩手自膝蓋撫摩至腰部約五分鐘；復以兩腳跟著床，拇指上向，左右同一搖動，亦約五分鐘。

撫摩既畢，周身寬和舒緩，不著力，自鼻吸息，以意送至臍下，再以鼻吐之，約十分鐘。其時心中但用意送息至臍，勿作他念，同時緊閉其口。

初學者雖不能真至臍下，然行之既久，每日無間斷，則自能至於臍窩，而且胸窩凹陷，小腹膨凸，為學有成效之徵兆。此即所謂按腹調息之法，於夜不安寢及睡中驚醒者，最為有效。夢魘之流，平時常實修之，則全身元氣，充實於臍下，四肢輕鬆快活，自顏面肩背胸腹，以至於指端，無血氣凝滯之患，虛弱者漸變為強健，強健者益增其發達，則長生不老，亦庶乎其可矣。

第五節　運動呼吸長命法

運動時之練習呼吸，所以強壯肺臟者也。每日晨起，及夜間就寢前，擇空氣新鮮之處行之，為效甚大。試述其法如下：

一、直立，伸左右兩臂，兩掌向下。徐以兩臂高舉至頂上，左右兩手拇指相合，吸息，同時舉踵，屈上體前屈，兩臂壓胸部，將胸中之氣，徐之吐出之；

二、徐徐吸氣，兩臂自兩旁高舉至頂上，拇指相合，至吸氣滿足，將上體後屈，以氣從鼻呼出，同時兩臂由側面轉於背後，兩手相合，再以上體前屈，直立。如是週而復始行之；

三、回數之多寡，由人而定，要以不疲勞不厭倦為度。尋常之人，約每次練習七八回足矣。

第六節　空腹數息長命法

人心為一身之主，欲其身之健康，必先求其心之安靜。人生一切疾病，大半由於心召，以心治之，則病自癒。

故心之作用，可使病變夷為險，亦可使病轉安為危。平居無事，常求心之恬適，則疾病無由而入，此空腹數息法，所以能延長壽命也。

行此法者，無論晝夜，惟當空腹之時，入靜室閉門，高枕仰臥，兩肩須平，兩足直伸，瞑目閉口，全身不用力，除去一切慮念，以全身元氣，凝集於氣海丹田，使臍下緊張若皮球，有彈性。鼻間出入細長之息，默數其息，自一至十，自十至百，自百至千。其時心境空明，不自知其身之所在，寂然而無聲，湛然而無為；吐出之息，如雲蒸霧散，從八萬四千毛孔而去。

誠能精修此法，不怠不懈，積以年月，則必達心身解脫之妙境無疑。初學者，先從仰臥入手，久則行住坐臥，隨時隨地，皆當如此。

第五章　沐浴長命法

《物原》云：「高辛氏始造為湢，湢，浴室也。」《內則》云：「五日則燂湯請浴，三日具沐。」《聘禮記》云：「館人為客三日具沐，五日具浴。」是可知古人亦嘗以沐浴為重矣。

蓋沐浴之益，能清潔身體，促進血流，輔助消化，增量吸收，盛皮膚之發汗，排體內之積汙，淨汗管，清毛竅，而使心神輕快，氣質爽利。故沐浴之時，有伐毛洗髓之功，沐浴之後，有脫胎換骨之樂，增加皮膚之抵抗力與腹力，則感冒少而體格健，其功效，殊不能盡述也。惟洗浴最適宜之時，莫如在午後三時，因其時消化將過，氣候較暖故也。

第一節　溫水浴長命法

溫水浴，可以擴張皮膚之血管，使血色佳良，心臟動作亢盛，血液循環通利，

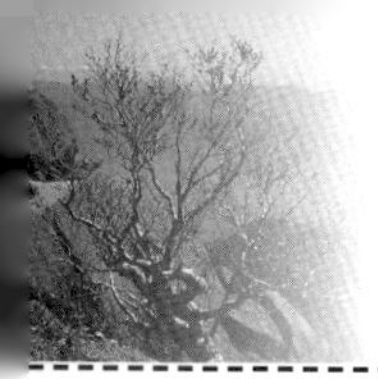

呼吸活潑，有種種之利益。以海水微溫而後入浴，得益尤大。其所居遠海，取汲不便者，可用食鹽少許，和於浴湯，使水味略鹹。鹽湯浴之益效，雖不及海水溫浴之強大，然有時反勝過之。

蓋鹽湯能促進皮膚之呼吸與排泄作用，擴大血管，助進血行，興奮心臟動作，因之身體中老廢物，易於排除，食量增益，消化靈速，而體自健矣。

然浴湯不宜過熱，過熱則腦內充血，有頭痛眩暈之患。溫度以攝氏寒暖計，自三十度至三十五度為適當；每日一次，或隔日一次，不必過多；每次時間，不可太長，以十分或二十分為宜，小兒老人及衰弱者，尤宜略短。食後不可入浴，浴後不可激動，身體宜安閒靜穆，凡此皆為浴者所當注意者也。

孫思邈論居處法曰：「沐浴必須密室，不得大熱，亦不得大冷，冬浴不必汗出霢霂（點校：原稿誤為「霖」。霢霂，小雨），沐浴後不得觸風冷。」

李杲《論脾胃將理法》曰：「日晴暖可以溫湯澡浴，勿以熱湯，令汗大出。」

英國醫博士占寺氏《養生訣》曰：「早起沐浴，水勿過冷勿過熱，須等於體溫。」由是言之，則溫水浴之一法，固為古今中外之養生家，所公認為有益於人身者也。

第二節　冷水浴長命法

冷水浴為健康人身之一法，其功效有八：

（一）血行通行，無頭重目眩諸病；

（二）內臟諸器官之機能亢進，故胃腸活潑，全身營養亦良佳；

（三）夜臥前行之，夜必安眠少夢，無神經衰弱之患；

（四）呼吸器健強；

（五）神經系強健，故精神快爽，有奮發心，忍耐力與記憶力亦強；

（六）筋力增加，不易疲勞；

（七）不罹皮膚病；

（八）可療僂痲質斯及瘋疾。

有此八大功效，則冷水浴實養生之要術也。

練習冷水浴之法，如在寒冷之候，須先數天，於早起時，用乾毛巾摩擦全身；

迨三四日後，裸體不畏寒，乃以毛巾浸冷水，絞乾用力摩擦之；再經數日，自覺濕布摩擦，毫無困苦，則取毛巾飽蘸冷水，即以摩擦全體，再以乾布揩擦之。如是者多日，乃行冷水灌溉法，以冷水灌於體上殆遍。及此法習慣，則可實行冷水浴矣。

至於所用之水，則井水河水四時可用，山泉雨水嫌其太涼，自來水夏溫冬寒，宜設法調劑之。地點隨處皆宜，以無風之所為良。水量多寡，雖無一定，但大約以踞坐水中，水僅及腹為度。洗浴時刻，無論何時皆可實行，惟在晨起時，最為適當。每日行之，不可間斷。初習冷水浴者，頗覺煩苦，迨習之既慣，則快樂無窮，殊有不可形容者矣。

第三節　海水浴長命法

今之言衛生者，每以海水浴為不老不死之養生法，謂盡人皆可行之，然未足以概論也。凡六歲以下之兒童，七十歲以上之老人，及有急性濕疹、耳疾、眩暈、癲癇、腳氣等病者，俱不宜行海水浴。其最適宜者，莫如患肺病之人。

蓋海水浴之功效，其第一主因，則在波浪衝來，身體用力抵抗，不得不有勞筋肉，故筋肉漸能堅強；其第二主因，則在體溫被海水奪去，體中養化作用強盛，故呼吸不得不深長，呼吸深長，則肺之動作活潑。同時游泳海中，身體各部，無不運動，是以血行佳良，而內臟諸器官，皆因之強健發達也。至若海水浴之地點與時間，須從各人體格之強弱而定。

體質強壯、筋肉發達者，可於早起時入浴，須擇風色雄大，空氣清淨，怒濤洶湧之海濱。蓋常浴於此，則皮膚筋肉，自然鍛鍊為強壯，精神氣魄，亦偉大雄武，有種種之利益。若身體虛弱之人，俟午後海水溫暖方可入浴，入浴之海濱，宜擇氣候溫和，波濤平靜，及空氣清潔之處。

海水浴之時節，每年中以陰曆秋季三月為最宜。每日一回，每回五分鐘至十分鐘，不可過久。凡初學海水浴之人，必先試冷水摩擦，或冷水灌漑，或鹽湯灌漑，而後可入海水浴，此則不可不注意者也。

第四節　日光浴長命法

日光之力，富於殺菌，故近今之醫士，常藉日光以治療百病。使患病之人，曝於日光之中，則皮膚堅強，不受感冒，身體上之微菌，皆被撲滅；又能增進食量，促助消化。患肺病者常行之，則食慾亢進，消化暢達，身體強健，可以抵抗病魔，斷絕病根，此日光浴之法，所以於人身有偉大之益效也。

其法須擇空氣清潔之處，夏日則於午前十時，或午後五時；冬日則於午前十二時，或午後二時，裸體曝於日光中，經二十分鐘或一時間。太陽熱度，以夏為最強；一日中，以正午為最強，故夏日不宜於午刻，以免炎烈之害。冬日宜於午頃，以取陽和之暖。行日光浴之地點，最妙於房屋之頂，建一曬身台。台頂及四周，皆用玻璃為之，既透日光，又免風寒。如無此建備者，則春夏秋三季，擇戶行適宜之所以行之。冬季寒冷，則須於南向玻璃窗下，置一安樂椅，裸體以坐其上，蓋所以避風寒也。西人有喜在海上行日光浴者，取日光從海面反射，其效尤大。

第六章　運動長命法

流水之不腐，戶樞之不蠹，是曷以故？曰：惟運動故。運動者，所以不壞其固有之體質也，惟人亦然。人之官體臟腑，莫不具有活動之機能，使非時時奮發其機能，催促其活動，則食物不化，脾胃呆滯，血氣不行，腦力不靈，筋骨不舒，精神不振，雖欲不病，亦惡得而不病？譬諸機軸常停，而安有不生銹者？其理固至淺而易知也。然則運動一事，有裨於人身之健康，實匪淺細。

昔某國有一女郎，生自富室，忽患癆疾，其父母遍請名醫，治之罔效。或有勸其學操井臼，晨夕作炊，可以癒病。女郎從其言，操作逾月，漸見痊可。蓋運動之效如此，是以今之衛生家，所由以運動為卻病延壽之良法也。

第一節　合度運動長命法

運動以合度為最要，不合度則反致傷生。合度之運動法，於晨起時行之為宜。行時須具全身精神，熱心動作，不可始勤終怠。所行回數之多寡，普通男子概以十回為度。若老人與少年，或身體衰弱者，初習之時，不妨少減，迨練習有效，然後逐漸增加可也。

一、晨醒時，仰臥床上，身須正直，足尖緊挾被褥，兩臂伸至頭上，上體忽起忽落，須隨機勢。

二、仰臥如前，兩手按頭，兩足伸直，上舉，左右回轉成圓形，復反轉數次。轉畢深呼吸五次。

三、俯伏床上，全身端直不屈，兩足相並，以兩手指與兩足尖，支持全身體重。腹與膝著于床，屈伸兩臂，將上體忽上忽下（兩手指須相對內向或以掌著床亦可）。

四、下床直立，兩腳左右分開。兩臂上伸，手指相合，全身十分伸張，上體向左右屈曲。

五、姿勢同前，上體前屈，右轉，後轉，復前轉；次左轉，後轉，復前轉，左右各運動五回。

六、兩手叉腰，直立，屈膝成九十度。兩踵上舉，足尖立地，上體正直不搖。復以踵著地，復原位置。如是行深呼吸，凡五六回。

七、直立，兩手叉腰，一足著地，一足先向前踢，次向後踢，凡十五次；復換足如法行之。惟須用力於足尖，並伸直大小腿。

八、兩足兩手，左右開張。上體右旋九十度，須右手與地相接；即左旋一百八十度，左手與地相接。但右旋時，左膝不可屈，左旋時右膝不可屈。

九、右足踏前半步，屈膝，左足伸直。兩手左右伸直，著力於指尖，以掌向上，將兩手旋轉為圓形；次左足踏前半步，右足伸直，兩手反對前動方向旋轉之。左右交換運動，各五回。

十、兩足直立，分開兩手，平伸握掌。上體右旋九十度，前屈，復後翻；更左旋一百八十度，前屈，復後翻。運動畢，深呼吸五六回。

第二節　全身按摩長命法

按摩術為古代之健康法，今之兵式體操及徒手體操等，皆由此法之化生者也。述之如次：

一、兩手相摩擦，如洗手狀；

二、兩手相叉，翻向胸前；

三、兩手握股，左右輪流行之；

四、兩手作挽弓勢如極重者，左右輪流行之；
五、兩手重疊股上，徐以身旋轉，左右輪流行之；
六、握拳貼胸，向前直伸；
七、兩手平垂，握拳後振，使胸部張開；
八、兩手開掌上舉，如拓石然，左右輪流行之；
九、兩手著地，屈背蹲伏，向上躍三次；
十、兩手抱頭，左右扭轉；
十一、端坐，以身斜傾如推重物，左右輪流行之；
十二、端坐，伸兩腳，以一腳上舉，左右輪流行之；
十三、兩手著地，身向前屈，頭左右顧，作虎視狀；
十四、直立，以身反拗三遍；
十五、兩手叉腰，以一腳上舉，左右輪流行之；
十六、直立，以一腳踏前後，左右輪流行之；
十七、端坐，伸兩腳，以手攀所伸之腳。

上述各法，每日依次習行三遍，明目健步，延年益壽，功難盡述。

第三節　家庭體操長命法

體操一法，能使身體完全發達，而臻其健康不老之境也。然學校中之體操法，不足為普通人在家庭之練習，衛生家每引為憾事。茲特擇其法之易行，且不耗費時間，可以為家庭實修者，述之於左：

甲之練習法：

一、兩手叉腰直立；

二、兩踵著地，足尖向左右開張；

三、舉踵；

四、放下；

五、足尖復合；

六、再舉踵放下，開張足尖。

注意：動作四回或十回。舉踵時，全身入力，放下時去力。夫足開張須敏疾。

乙之練習法：

一、繼續前項動作，兩手叉腰，直立，足尖向外開張；

二、頭前俯，復原；

三、引頸，使頭伸直，徐向後屈，再伸直。

注意：動作四回或六回。練習時，宜舒徐，尤宜兼行呼吸，例如頭前俯及後屈之時，張胸吸氣；頭正視時，吐氣。動作既畢，兩手放下。

丙之練習法：

一、屈臂與脇腹密接，手指相並，接於肩；

二、兩臂上伸，兩掌相對向，兩手距離較兩肩稍廣；

三、屈臂與前同，再放下兩臂。

注意：動作四回或十回，兩臂屈伸，須輕快敏捷。

丁之練習法：

一、兩腳左合分開，兩手叉腰；

二、緊張胸部，上體極力後屈，頭宜正直，不可面倒下；

三、復原；

四、腰以上前屈；

五、復原。

注意：動作三回或六回，各節宜徐徐動作，不可急躁。上體前屈時，脊柱須形若弓折；後屈時，胸部須極力擴張。同時徐徐呼吸，後屈時吸氣，復原時吐出之；前屈時吐氣，復原時吸入之。

戊之練習法：

一、直立；

二、兩臂伸直，由前方上舉，取丙條第二姿勢；

三、由前方垂下。

注意：動作四回或十回，須輕利迅速。

己之練習法：

一、兩腳左右開張，兩手緊握兩臂；

二、握臂向左振盪，同時上體左旋；

三、兩臂向右振盪，同時上體右旋。

注意：動作四回或十回。初時徐舒，後漸敏活，愈速愈妙。上體迴旋時吸氣，至復正時吐出之。動作既畢，兩臂下垂直立，為次回之準備。

庚之練習法：

一、直立；

二、兩手平舉，同時舉踵吸息；

三、屈膝，兩手垂下，握拳，同時吐息；

四、伸膝，開拳，兩手平舉，吸息；

五、兩手與踵齊下，吐息。

注意：動作三回或六回，宜徐緩。

辛之練習法：

一、仰臥，兩手左右伸直；

二、兩腳斜開可四五度，兩踵相接；

三、盡力將兩腳攤平放下；

四、復原。

注意：動作三回或五回，腳平下時，宜緩不宜急。每次口中默數，自一至十或二十不等。默數愈多，愈有功效。

壬之練習法：

一、兩足左右開張，兩手叉腰（或上伸）；

二、上體向右側屈；

三、復正；

四、向左側屈。

注意：動作四回或八回，既畢，兩手垂下。

癸之練習法：

一、直立；

二、兩手向前上舉，同時舉踵吸息；

三、兩手左右垂下，同時翻掌，吐息。

注意：動作三回或四回，兩手上舉及垂下時，均宜十分緩徐，使呼吸充足。

第四節　遊行林野長命法

運動之最適宜而有益者，莫如行路一法。行路之時，以曉行為最妙。清晨之際，空氣清鮮，如路之兩旁，有喬木大樹尤佳。所行或五里，或十里，或二三十里，不可過勞，須視各人腰腳之力若何而定。行時宜挺腰，上體不可搖動，不可前俯後仰，勢若傾顛。舉步宜舒勻靈敏，不可太促，亦不可太緩，挺身直行，不致疲，亦不傷氣，實健康身體之要訣也。

昔西人有兩少年，一喜習體操，一勤練腰腳，於每日晨起時行路若干里。綜其結果，習體操者，其健勁能舉三千磅，中道云亡；行路之少年，至老精神矍鑠，腰背不駝，終身無咳嗽等疾，是可知遊行林野之法，實為求長生者所不可忽也。

第七章　睡眠長命法

人之處世，無時不使用耳目口鼻手足，而此耳目口鼻手足之運動，無不聽命於頭腦。腦為五官之本府，譬諸一國，五官猶地方官廳也，頭腦猶中央政府也。五官之動，必消耗頭腦血液，腦部血液既消耗，則五官疲倦而不能運動，於是五官暫時休息，是為睡眠。

睡眠之間，五官各以血液還流於腦部，償腦部之缺乏。迨腦部血液補足，則五官再行作業，各盡其職務，是為醒覺。

竊嘗研究養生之法，睡眠較飲食尤為要。人不飲不食，尚能勉持支持於一二日之間，若一夕不睡，則精疲神昏，行動失其常態。

人之身體，猶機爐然，食則猶之添煤於爐中，使全機起轉運作用；飲則洗滌其機軸。而睡眠者，所以停機熄爐也。倘使汽機轉運絕不停止，亦必有毀敝之一日。此理固甚明也，故睡眠之法，慎毋輕而忽之。

第一節　睡眠合時長命法

睡眠為人生所不廢者，然睡眠過多，則血液黏滯腦內，上實下虛，頭部壅塞，身體內各種液體混濁，精神昏昧，心識迷蒙，流於怠惰，為諸病之因。

故睡眠之時間，不可過多，亦不可太少，須有一定之規則。冬季以五時為率，夏時以八時為度。

西人分一晝夜為三，以八小時做事，八小時休息，八小時睡眠，其法固盡善盡美，然依此實行之人，殊不多覯。法國人民，平均睡眠時間不過四小時，且有交際酬酢過繁者，往往馳送於夜會，而減少夜臥之時間，此非養生之道也。善養生者，當以西人所定之睡眠法。為最合時。

第二節　睡眠按腹長命法

睡眠按腹之法，須於就寢之時，先仰臥，伸兩足，以手自胸乳至小腹，撫摩數十遍，須輕著不用力；復自腰至髀，伸直兩手，輕輕撫摩之，亦數十遍；最後將兩足拇趾，搖動少時。

撫摩之時，宛如畫師著色，琴師撥弦，沉著而肅靜，平勻而舒徐。惟摩小腹處，可稍用力。撫摩既畢，乃右側而臥，伸直右足，以左足屈曲置右足上。兩手垂至腿前，小腹前凸用力，以心意注於足底，屏除一切妄想，即能入睡。倘仍不能入睡，則默念數目，必能安心入睡矣。

又於朝起時，不可驟然下床，先起身端坐，微搖身體，兩手置膝上，張口吐去濁氣三四遍，閉口以鼻吸入清氣，送至臍下數十遍，然後徐起離床。

此為按腹調息之法，苟能遵而行之，則身體健康無病，長生之道，胥在是矣。

第三節　睡眠調和長命法

人於就寢之後，莫妙於屏絕妄念，安定精神，俾睡眠之時刻雖短，而已足恢復身心之勞疲。世有既就寢後，追憶過去之事，深索未來之事，雜念紛起，頭腦糊亂，然後倦極而成寢，其狀宛若小兒之哭泣，煩苦而始入眠，則必易在夢中驚魘，難得酣睡之樂，此因其不知睡眠之調和法也。

其調和也奈何？曰當注意於飲食。飲食入於胃中，血液須助之消化，流注於胃，以致頭部血液減少，而自然易入睡鄉。是可知多食則多睡，少食則少睡，食與睡有相關之理焉。

然人若果腹就寐，雖易入睡，而既覺之後，則必口苦腦昏，胸悶腹脹，其害匪淺。世人苟欲於少時睡眠，而頭腦清晰，精神開爽，第須少食量，圖腸胃之平安而已。至於眠時宜右側而臥。既入睡，則或左側或仰臥，任其息然。惟俯伏而臥，有害臟肺，切宜忌之。

第四節　睡眠適度長命法

人生於世，有時感恬快愉樂，有時感憂愁苦惱，皆由於心之流通與黏著之所致。欲使心之流通，必先求血液之流通。人之血液，或周流不息，或停滯黏著。周流者，身體雄壯剛強，疾病不易侵入；停滯者，身體疲軟，易生疾病。

況頭腦為一身中最要之機關，血液苟滯阻於此，其有幸乎？故欲使血液灌注於腦，流通不滯，而使全身恬快愉樂，則莫如睡眠之適度。

適度云者：日出而作，日入而息，順天地自然之理，守天人相應之道。古之聖人，春晏臥早起；夏秋侵夜乃臥，早起；冬早臥宴起。所謂早起者，不在雞鳴之前；所謂宴起者，不在日出之後，是真善養其生者也。《素問》云：「久臥傷氣。」《攝生論》云：「起居無節，半百而衰。」旨哉言乎！

昔杜牧之有貪睡之癖，夏侯隱號長睡之仙，而時論譏之。是則睡眠之不可不適度也明矣。若夫貪夫徇財，夜以繼日；處士殉（原稿誤為「狥」）名，勤而忘倦；遊手之徒，或挾妓夜飲或秉燭夜遊，專以快心為務，不知逆于生樂，滿而不持，過而不節，人生若此，又安能保其壽命哉？

第三編　長命模範

第一章　中國長命實錄

我國自五千年以來，其間之長壽者，殆如恒河沙數，雖盡畢生之力，窮搜極索，以期萃為一編，實未易罄其什一也。且享受遐齡之人，每多貧賤在野，綜其平生言行，史無可紀之事，傳無可錄之文，遂使千載不易得之人瑞，大半泯滅而無所聞，詎不深可惜耶！

茲特擇典籍中之信而有徵、班班可考者，上自黃農，下迄今茲，一一依次臚舉，俾閱者取法古人，壽臻上域，謂是編為長壽明鏡也可，即謂是編為長壽模範也，亦無不可。

第一節　彭祖長命實驗談

彭祖姓籛名鏗，上古陸終氏第三子也。相傳堯封之於彭城，因號為彭祖，或云顓頊帝之元孫。歷虞夏至商末，壽已七百餘歲而不衰老。性好恬靜，不恤世務，不營名利，不飾車服，惟以養生治身為事。至周穆王時，聞其賢，徵為大夫，常稱疾閒居，不與政事。

善於導引之術，閉氣內息，從旦至昃，危坐拭目，按摩全身，舐唇咽津，服氣數十。偶有不適，則閉氣以攻所患，運行體中，以達指端，患即若失。嘗謂人之受氣，雖不知方術，但養之得宜，可享百二十歲之年壽，不及此者傷也。稍能明道，可得二百四十歲，加之可至四百八十歲。盡其理者，可以不死。

蓋致壽之道無他，第莫傷之而已。夫冬溫夏涼，不失四時之和，所以適身也；美色淑姿，悠閒娛樂，不致思慾之惑，所以通神也；車服威儀，知足無求，所以一志也；八音五色，以悅視聽，所以導心也。凡此皆以養壽，而不能斟酌之者，反以速患。

古之至人，恐下才之子，不識事宜，流遁不還，務絕其源，故有「上士別床，中士異被，服藥百裹，不如獨臥」之戒。又謂人受精養體，服氣煉形，則萬神自守其真。不然者，榮衛枯悴，萬神自逝矣。

今人為道，不負其本，而逐其末，告以至言而不信，見約要之書，目為輕淺而不盡服誦。無益於求，適以自疲，不亦悲哉！

平居不多飲食，每服小晶雲母粉及麋角散，常有少容。時有采女者，亦知養性之方，年二百七十歲，視之如五六十歲。穆王奉事維謹，乃令乘輜軿往問道於彭祖，且受諸要。女以教王，王試為之有驗。彭祖知之乃去，莫測其所往。

第二節　黃帝長命實驗談

神農氏之母弟，世嗣少典為諸侯。及帝榆罔之世，少典國君之妃，曰附寶者，感電光繞斗而有娠，生帝於軒轅之邱，因名軒轅，姓公孫。軒轅生而神靈，弱而能言，幼而徇齊，長而敦敏，成而聰明。國於有熊，故號有熊氏，長於姬水，故又以姬為姓。在位百年，壽百十有一歲。

初帝以人之生也，負陰而抱陽，食味而被色，寒暑蕩之於外，喜怒攻之於內，夭昏凶劄，君民代有，乃上窮下際，察五氣，立五運，洞性命，紀陰陽，咨於岐伯，而作《內經》。復命俞跗、岐伯、雷公，察明堂，究脈息，巫彭、桐君處方餌，而人得以盡年。

帝嘗陟王屋而受丹經，到鼎湖而飛流珠，登崆峒而問廣成，之具茨而事大隗，適東岱而奉中黃，入金谷而咨滑子，論導養則質元素二女，精推步則訪山稽力牧，足跡遍天下，勤求長生之術，故世傳黃帝御龍飛升云。

第三節　唐堯長命實驗談

帝堯姓伊耆，名放勳，帝嚳高辛氏之子，帝摯之弟，黃帝軒轅氏之曾孫也。帝母陳鋒氏女曰慶都，為高辛氏妃，感赤龍之祥，孕十有四月，而生堯於丹陵，育於母家伊侯之國，後徙耆，故曰伊耆氏。年十有三，佐帝摯封植，受封於陶；年十有五復封於唐，為唐侯，故又號陶唐氏。摯在位九年，天人厭棄，諸侯尊帝為天子，年十有六，踐天子位於平陽。在位百載，壽百十有八歲。

帝之為君也，其仁如天，其智如神，就之如日，望之如雲。富而不驕，貴而不舒，黃收純衣，彤車白馬，茅茨不剪，樸桷不斲，素題不枅，大輅不畫，越席不緣，太羹不和，粢食不毀，藜藿之羹，飯於土簋，飲於土鉶，金銀珠玉不飾，錦繡文綺不展，奇怪異物不視，玩好之器不寶，淫泆之樂不聽，宮垣室屋不堊色，布衣掩形，鹿裘禦寒，衣履不敝盡，不更為也。

當帝治天下五十載時，遊於康衢，兒童歌曰：「立我烝民，莫匪爾極，不識不知，順帝之則。」有老人擊壤而歌於路曰：「日出而作，日入而息，鑿井而飲，耕田而食，帝力何有於我哉！」觀於華，華封人祝曰：「使聖人富、壽、多男子。」帝曰：「辭。多男子則多懼，富則多事，壽則多辱。」

封人曰：「天生萬民，必授之職，多男子而授之職，何懼之有？富而使人分之，何事之有？天下有道，與物皆昌；天下無道，修德就閑，千歲厭世，去而上仙，乘彼白雲，至於帝鄉，何辱之有？」（點校：見《莊子・天地》：「堯觀乎華，華封人曰……」）由是觀之，則帝堯之得享遐齡，可以知其有所自矣。

第四節　虞舜長命實驗談

帝姚姓，名重華，瞽瞍之子。帝堯登庸，而禪以帝位，攝政二十有八載。堯崩，喪畢，始踐天子位於蒲坂。初，舜母死，瞽瞍更娶妻而生象。象傲，瞽瞍愛後妻子，常欲殺舜，舜避逃，及有小過，則受罪順適，不失子道。

孝而慈於弟，日以篤謹，年二十以孝聞。耕歷山，歷山之人皆讓畔；漁雷澤，雷澤之人皆讓居；陶河濱，河濱之器不苦窳。作什器於壽邱，就時於負夏。所居一年成聚，二年成邑，三年成都。

及為帝也，嘗彈五弦之琴，歌《南風》之詩曰：「南風之薰兮，可以解吾民之慍兮；南風之時兮，可以阜吾民之財兮。」又見景星出，卿雲興，百工相和而歌，帝乃倡之曰：「卿雲爛兮，糺縵縵兮，日月光華，旦復旦兮。」八伯咸進稽首曰：「明明上天，爛爛星陳，日月光華，弘於一人。」

此其賡歌雍樂，所以涵養身命者，厥旨微而要。舜生三十，徵庸三十，在位五十載，陟方乃死，享壽百有十歲。

第五節　東桑生長命實驗談

東桑生，不知何許人，亦不詳其姓氏，取滄海桑田之義，因自號曰東桑生。少遇異人，授長生之術，能辟穀，年弱冠，父母欲為之娶妻，東桑生固卻之曰：「吾不欲為凡世度子孫。」

乃蟄居一小室中，閉戶坐養，經數十年之久。一日謂家人曰：「吾道成矣。」遂手畫一鶴形於地上，撤手，即現真鶴，跨飛而升，時年七十六歲。

第六節　河東女長命實驗談

昔有一使者過河東，見一女子，容貌不衰，鬢髮未皤，約略其年事，不過四五十齡，身腰輕健，持杖笞一老翁。翁傴僂困憊，受杖甚恭。異而問之，女曰：「此妾子也。昔舅氏伯山甫以神方教妾，使此子服之不精，致此衰老，故杖之。」問其年，曰：「妾一百三十歲，兒才七十餘耳。」

第七節　周穆王長命實驗談

穆王名滿，皇后所生，昭王子也。昭王南巡不還，穆王乃位，時年已五十矣。在位五十四年，壽一百四歲。王少好長生之術，常欲使車轍馬跡，遍於天下。效黃帝之所為，乃乘八駿之馬，使造父為御。得白狐玄貉以祭於河宗，導車涉弱水，魚鰲黿鼉以為梁，遂登於春山。

又觸西王母於瑤池之上，王母謠曰：「白雲在天，道里悠遠，山川間之，將子無死，尚能復來。」王答曰：「余歸東土，和洽諸夏，萬民平均，吾願見汝。比及三年，將復而野。」

又至於雷首太行，入於宗周。時尹喜既通流沙，草棲於終南之陰，王追其舊跡，招隱士尹軋杜沖，居於草棲之所，因號樓觀從詣焉。祭父自鄭圃來謁，諫王以徐偃之亂，王乃返國，宗社復安。

王造崑崙時，飲峰山石髓，食玉樹之實，又登群玉山西王母所居，具得飛靈沖天之道，而示跡託形者，蓋所以示民有終耳。況夫飲琬琰之膏，進甜雪之味，素蓮黑棗，碧藕白橘，皆非世間之物，安有不延壽長生者乎？

第八節　衛武公長命實驗談

武公名和，僖公之子，恭伯之弟。周幽王四十二年，犬戎殺幽王，武公將兵佐周平戎有功，王命武公為公，世守其國。

武公年九十五，猶箴儆于國曰：「自卿以下，至於師長士，苟在朝者，無謂我老耄而舍我，必恪恭於朝夕，以交戒我。在輿有旅賁之規，在位有官師之典，倚幾有訓誦之諫，居寢有瞽御之箴，臨事有瞽史之道，宴居有工師之誦，史不失書，矇不失誦，以訓御之，於是作懿戒之詩以自警。」

第九節　老萊子長命實驗談

老萊子，春秋時楚之賢人，行年七十，事親至孝。父母年近期頤，精力衰頹，乏生人趣，常喃喃祈死。

老萊子深以為憂，日以甘旨供奉，以悅父母，而父母終不歡。老萊子乃著五色彩衣，捕一雞雛，趨至父母前，玩弄不釋。父母見而奇之，乃歡笑。又取漿仆臥地上，作嬰兒啼，其父母大笑，老萊子以為可以悅親也。

遇父母不樂時，輒做種種之遊戲，為父母所不常見者，以博其歡心。如是者習以為常，而其父母竟延年益壽。噫，若老萊子者，可謂知所養矣。

第十節　榮啟期長命實驗談

榮啟期，春秋時之隱賢也。鹿裘帶索，鼓琴而歌。

孔子遊太山，見而問之曰：「先王何樂也？」

啟期曰：「吾樂最多，未可畢宣，天生萬物，惟人為貴，吾既得為人，是一樂也；男女之別，男尊女卑，吾既得為男，是二樂也；人生有不見日月、不免繈褓者，吾行年九十矣，是三樂也。貧者士不常，死者人之終，居常以待終，吾何為而為樂哉？」

孔子退而歎曰：「是殆所謂達人大觀者歟！」至人遺物，獨與道俱；真人恬漠，獨與道息。芸芸眾生，或貪嗔疾愛，得失縈懷，或窘苦拘囚，反仄靡所，遇之不能無欣，喪之不能無慨，俗人淺見，比比皆是，欲享遐齡，其可得乎？

第十一節　絳縣老人長命實驗談

春秋時，絳縣一老人，執業微賤，晉侯敬其老，而問其年。老人對曰：「臣，小人也，不知年紀。臣生之歲，正月甲子朔，四百有四十五甲子矣。」晉侯不解，問於師曠，師曠曰：「七十三年矣。」

夫以老人之微賤，只知勤於職業，優游以度其年歲，初不辨時日之久長，則其人之渾樸可想而知，此其所以壽歟。

第十二節　穰城老人長命實驗法

穰城人，佚其姓名，年二百四十歲，齒牙盡脫，不復能食，惟日飲其曾孫婦之乳，以度生活。子孫亦皆年百餘歲，奉事老人無微不至。老人雖艱於行動，而精神猶健，治理家事，皆須稟命於老人，老人一一講授，從未有不合時宜者，蓋老人之練歷獨深也。後無疾而終。

第十三節　林類長命實驗談

林類，春秋時魏人，年且百歲，春披裘，拾遺穗於故畦，並歌並進。孔子適魏，望之於野，顧謂弟子曰：「彼叟可與言者，試往訊之。」

子貢請行，逆之瓏（點校：「瓏」為「壟」之誤）端，面之而歎曰：「先生曾不悔乎，而行歌拾穗？」

類行不留，歌不輟，子貢叩之不已，乃仰而應曰：「吾何悔耶？」

子貢曰：「先生少不勤行，長不競時，老無妻子，死期將至，亦何樂而拾穗行歌乎？」

類笑曰：「吾之所以為樂，人皆有之，而反以為憂。少不勤行，長不競時，故能壽若此。老無妻子，死期將至，故能樂若此。」

子貢曰：「壽者人之情，死者人之惡，子以死為樂，何也？」

類曰：「死之與生，一往一反，故死於是者，安知不生於彼？故吾知有不相若矣，吾又安知營營而求生非惑乎？又安知吾今之死不愈昔之生乎？」

子貢還以告孔子，孔子曰：「吾知其可與言，果然。」

第十四節　竇公長命實驗談

竇公，春秋時人，魏文侯之樂工也。年一八〇歲，兩目皆盲，猶能調弄絲管，雷聲辨音，按律奏宮，不爽毫釐。生平飲食菲薄，心不外務，專事於樂律，故能至老而精神不衰云。

第十五節　單豹長命實驗談

單豹者，魯之隱君子也。擅長生術，壽百有餘歲，無疾而逝，死後三日，體猶軟溫。莊子云：「魯有單豹者，岩居而水飲，不與民共利，行年七十，而猶有嬰兒之色。」觀莊子所言，可以想見其為人矣。

第十六節　楚邱長命實驗談

楚邱先生，春秋時之賢人，行年七十，披裘帶索，往見孟嘗君。孟嘗君曰：「先生老矣，春秋高矣，多遺忘矣，先生有何以教之？」

楚邱仰面而笑曰：「噫，將使我追車而赴馬乎？投石而超距乎？逐麋鹿而搏虎豹乎？吾已死矣，何暇老矣。我出正詞以當諸侯乎？決嫌疑而定猶豫乎？吾始壯也，曾何老之有！」

孟嘗君甚敬禮之。

第十七節　李充長命實驗談

李充者，馮翊人。家貧，兄弟同居，易衣而出，竟日而食。妻挾其私有，欲與兄弟分居，充黜之。

嘗自言年三百歲，少而好學，博適經史，為秦博士，門徒萬人。其時伏生年僅十齡，就充於石壁山中，受《尚書》，乃每日授以四代之事，略無遺脫。

第十八節　四皓長命實驗談

四皓者，角里先生、綺里季、夏黃公、東園公也，年俱百餘齡，見秦政暴虐，乃作歌曰：「莫莫高山，深谷逶迤，爗爗紫芝，可以療饑，唐虞世遠，吾將安歸？駟馬高蓋，其憂甚大，富貴之畏人，不知負賤之肆志。」

乃共入商洛，隱於地肺山中。

第十九節　伏勝長命實驗談

伏勝，濟南人，為秦博士。漢文帝時，求能治《尚書》者，天下亡有，聞伏勝治之，欲召之來。

時伏勝年九十餘，老不能行，於是詔太常使掌故鼂錯往受之，得二十九篇，今《古文尚書》是也。伏勝生於周末，沖年好學，埋首經書，不聞世事，內養有素，其所全者獨厚，故能延長其壽也。

第二十節　張蒼長命實驗談

張蒼，漢陽武人。嘗仕秦為御史，後歸漢，從攻臧荼，以功封北平侯。孝文帝時為丞相，年老口中無齒，吮婦人乳汁，擇婦女之壯而有乳者，以為乳母，日就三餐，不增不減，久之其精力，較前健強。

平生蓄妻妾以百數，嘗孕者不復幸，年一百八歲乃卒。

第二十一節　張良長命實驗談

張良，字子房，其先韓人也，徙居於沛，遂世家焉。童年時，過下邳圯橋，風雪方甚，遇一老叟，著烏巾黃衣，墮履於橋下，目子房曰：「孺子為我取之。」子房無倦色，下橋取履，以進老叟，引足以納之。子房神意愈恭，叟笑曰：「孺子可教也，明旦來此，當有所教。」子房昧爽至，叟已在矣，曰：「期而後至，未可傳道。」如是者三，子房先至，叟乃喜，以書授之。曰：「讀此當為帝王師，若復求，吾乃穀城山下黃石也。」

子房讀其書，能應機權變，佐漢高祖定天下。後人謂其書為《黃石公書》，以之養生，能辟穀，煉氣，輕身，羽化。與綺里季、東園公、角里先生、夏黃公為雲霞之交。漢初，遇一兒戲於路旁，歌曰：「著青裙，入天門，揖金母，拜木公。」時人皆莫之識，子房知之，往拜之曰：「此東王公之玉童也。」

所謂金母者，西王母也；木公者，東王公也。此二元尊，乃陰陽之父母，天地之本源，化生萬靈，育養群品。木公為男仙之主，金母為女仙之宗，長生飛化之士，先覲金母，後謁木公，然後升三清，朝太上矣。此歌乃玉童教世人拜王公而揖王母也。

子房佐漢，封留侯，杜門謝客，托疾辟穀，習導引之術，從遊赤松子，解形於世，葬於龍首原。赤眉之亂，盜發其塚，不見其屍，但得素書一篇及兵略數章而已。或謂子房未死，至今尚存云。

第二十二節　黃安長命實驗談

黃安，漢代郡人。自言年萬餘歲，貌若童子，常服朱砂，舉身皆赤。冬不著衣，坐一神龜，龜長廣三尺。時人問安坐龜幾年？

安曰：「此龜畏日月之光，三千歲乃一出頭，我得龜以來，已五出頭矣。」

行則負龜而趨，武帝聞其異，每屈禮焉。及帝封泰山，詔董謁、李充、孟岐、郭瓊、黃安，五人同輩，謂之五仙臣。帝崩即去，不知所之。

第二十三節　薊子訓長命實驗談

薊子訓者，齊人也。人嘗見其在長安，與一老翁摩挲銅人，曰：「適見鑄此，近百歲矣。」時號為薊先生。少時常任州郡，舉孝廉，除郎中，又從軍，除駙馬都尉，人莫知其年齡。在鄉里間，惟行信讓，與人從事如此，三百餘年，顏色不老，人怪而疑焉。好事嘗蹤跡之，不見其所服藥物也。性好清澹，每閒居讀《易》，不常作文，作則具有深義。

京師諸貴人聞其異，欲相約詣其處，而叩之長生之道。子訓知之，謂鄰人曰：「諸貴人謂我重瞳八采，故欲見我。我無所異，亦無所能，不如（原稿誤為「知」）去休。」適出門，諸貴人冠蓋車騎而來，鄰人具言子訓適去，並指東陌上乘騾者是也。諸貴人各走馬逐之，不及，如此者半日，相去常一里許，卒莫能及，乃各罷還，遂不知其所終。

第二十四節　公孫弘長命實驗談

公孫弘，字季，淄川人，家道寒貧，牧豕海上，年四十餘，乃學春秋雜說。漢武帝初，即位詔賢良文學之士，是時公孫弘年已六十，舉賢良對策第一科博士，待詔金馬門。元朔中，弘年七十為丞相，封平津侯，開東閣以延士。每食止脫粟。故人高賀從之弘，飯以脫粟，覆以布被，高賀怨曰：「何用故人富貴為！」弘歎曰：「甯逢惡賓，莫逢故人。」以佐賓客家，無餘資，後九十歲乃卒。

第二十五節　顏駟長命實驗談

顏駟漢時人，善於養生，不營心神，隨遇而安。壯歲為郎，歷三十餘年，不遷亦不怨。及武帝即位，一日輦（點校：原稿誤為「輂」）過郎署，見顏駟龐眉皓髮，問曰：「叟何時為郎，何老也？」

對曰：「臣文帝時為郎，文帝好文，而臣好武；景帝好美，而臣貌醜；陛下好少年，而臣年已老，是以三世不遇，老於郎署。」

上感其言，擢拜會稽都尉。

第二十六節　申公長命實驗談

申公，漢初魯人，或稱申培公，少事齊人浮邱伯，學長生之術。高帝過魯，申公以弟子從師入見。至武帝時，遣使以束帛加璧，安車蒲輪迎之，時申公已八十餘歲，拜為大中大夫。

武帝問治亂之事，申公對曰：「為治不在多言，顧力行何如耳。」後托疾告歸，享壽百有餘歲。

第二十七節　梅福長命實驗談

梅福，字子真，九江壽春人。少時明養生之道，博通《尚書》、《穀梁春秋》、《道德經》等書。漢成帝時，委任王鳳，福以南昌尉，上書極諫，不納。

元始初，見王莽專政，歎曰：「生為我酷，形為我辱，智為我毒，身為我桎梏。」遂掛官棄妻子而去，結廬於飛鴻山中，修養有年，神遊體外，得長生不老術。其後人有見福於會稽者，變姓名，為吳市門卒云。

第二十八節　卓茂長命實驗談

卓茂字子康，宛人，父祖皆任郡守。茂善養性情，寬仁恭愛，一生無忤於人，不任氣，不傷身，故能延長壽命。嘗乘車出門，有人認其馬，即解與之，性不好爭如此。後以儒術，舉遷密令，教化大行，道不拾遺，蝗不入境。

有告亭長受米肉者，茂曰：「亭長為從汝求乎？為汝有事屬之而受乎？將平居自以恩意遺之乎？」告者曰：「往遺之耳。」茂曰：「遺之何故言耶？凡人所以異於禽獸者，以有仁愛知相敬事也。亭長數善事，遺之禮也。」告者曰：「苟如此，律何故禁之？」茂笑曰：「律設大法，禮順人情。今我以禮教汝，汝必無怨惡；以律治汝，汝何所措其手足乎？」

及王莽專國，茂遂告歸家居，年七十餘，精力甚健。光武即位，先訪求茂，詔曰「名冠天下，當受天下重賞」，遂拜茂為太傅，封褒德侯。

第二十九節　黃敬長命實驗談

黃敬字伯嚴，武陵人。少出仕，為州從事，後棄世隱居於霍山，凡八十餘年。復入中岳，斷穀服氣，專行吞吐之事，胎息內觀，年至二百歲，更覺少壯。

時有道士王姓者，數往見之，求治生要言。敬曰：「吾無他術，但守自然耳。新野陰君得神丹升舉之法，真大道之極也，可從之。」

道士固請不止，乃告之曰：「大關之中有輔星，想而見之翕習成，赤童在焉指朱庭，指而搖之煉身形，消遣三屍除死名，審能守之可長生，失之不久淪幽冥。」道士受之，亦得長生之道。

第三十節　封衡長命實驗談

封衡字君達，隴西人，幼通老莊學，勤求長生真訣，隱於鳥鼠山，採藥服朮，如是者百餘年，始歸鄉里，視之如二十許人。人有疾病者，無論識與不識，便以腰間藥與之，或為之針灸，莫不應手而癒。善葆精氣，不極視大言。凡圖籍傳記，無不習誦。復遇魯女生，授還丹訣及五嶽真形圖，遂周遊天下。常駕一青牛，人莫知其名，因號為青牛道士。

魏武帝嘗問養生大略，衡對曰：「體欲常勞，食欲常少，勞勿過極，少勿過虛。去肥膿，節酸鹹，減思慮，損喜怒，除馳逐，慎房室，則幾於道。昔聖人，春夏養陽，秋冬養陰，以順其本，深契造化之妙。若果能一切勿妄動，體乎自然，則得長生之旨矣。」封衡有侍者二人，一負書笈，一攜藥笥，優游人間，二百餘年，後入元邱山不見。

第三十一節　孔元方長命實驗談

孔元方許昌人，有內養，好服藥餌，年七十餘，顏容不老。郄元節、左元放皆為親友，俱棄五經塵事，專修養生之術。

元方性仁慈，急於濟人，儉於自奉，惡衣蔬食，飲酒止一升。家有妻子，不蓄餘財，善種五穀。嘗失火，諸人求救，元方獨箕踞籬下視火，其妻促使搬物，乃笑曰：「何用惜此。」嘗於水岸，鑿一窟室，入處其中，斷穀一二月乃復還家。弟子有欲詣其窟室者，皆莫之能知。後委妻子，入西嶽歷五十餘年，壽已一百四十歲，暫還鄉里，時人尚有識之者。

第三十二節　單道開長命實驗談

單道開敦煌人，常衣粗褐，吞細石子，晝夜不臥。年過古稀，精力不衰，一日能行路七百餘里，負重百餘斤。後入羅浮山，獨處茅茨，蕭然物外，年百餘歲而卒。

第三十三節　宋纖長命實驗談

宋纖字令艾，敦煌人。少有逸操，隱居酒泉南山，弟子受業者三千餘人。時太守馬笈具威儀造焉，纖拒而不見。岌歎曰：「名可聞而身不可見，德可仰而形不可覩，今而後知先生，人中龍也！」乃銘詩於石壁，以志高德。其詩曰：「丹厓百丈，青壁萬尋。奇木蓊鬱，蔚若鄧林。其人如玉，為國之琛。室邇人遐，實勞我心。」纖年屆八十，篤學不倦，後無疾而終，諡曰元虛先生。

第三十四節　羅結長命實驗談

羅結字文遠，少時即習養生術，嘗賦詩云：「萬里無片雲，秋空一輪月。影清碧潭寒，上下兩澄澈。泉湧土龍宮，火炎丹鳳穴。祥光澈底明，金谷向中截。五氣混自然，一珠從此結。推動阿香車，隱隱雷聲烈。送我上崑崙，中天光皎潔。有能知應心，何必問丹訣。」

其詞隱奧，人莫能曉。仕魏遷侍中，年一百十歲，詔聽歸老，命大寧東川為私邸別業，並為築城，即號曰羅侯城。朝廷每有大事，驛馬詢問焉。

第三十五節　何胤長命實驗談

何胤字子季，幼好學，師事沛國劉瓛，受《易》及《禮記》、《毛詩》。又入鍾山定林寺聽內典，其業皆通，而縱情脫節時，人未之知也。劉瓛與汝南周顒深器異之。仕齊武帝時，為建安太守，政有恩信，人不忍欺。每伏臘放囚還家，依期而反。後慕會稽之勝，棄家而往。梁武帝即位，詔起為光祿大夫，遣司馬王杲之諭意。胤曰：「吾年五十七，月食米四斗不盡，何容復有宦情？」復謂杲之曰：「卿何不表謝官爵，留同我隱。」杲之曰：「不聞此例。」胤笑曰：「《檀弓》兩卷，皆言物始，何必有例？」杲之還奏，詔給白衣尚書祿，命山陰令月給五萬錢，皆固辭不受。遷居秦望山，別為小閣，寢處其中，如是者垂三十年。

一日山發洪水，廬舍漂泊，惟胤所居之室，巍然獨存。太守王元簡，命記室鍾嶸作《瑞堂頌》以紀其異，時胤年已八十六歲矣。

第三十六節　李崇長命實驗談

李崇，性至孝，嘗以身體髮膚，受之父母，不敢毀傷，幼以父功拜爵，親族相賀，崇獨泣下，其父問之，對曰：「無勳於國，幼受列侯，當報主恩，不得終養，是以悲耳。」其天性純厚如此。

後蠕蠕主阿那環犯塞，詔李崇，以本官都督，北率諸軍事以討之。崇辭於顯揚殿，戎服武飾，志氣奮揚，時年已六十九歲，幹略無異少年，孝明帝目而壯之，朝臣亦莫不稱善。

第三十七節　陶弘景長命實驗談

陶弘景字通明，秣陵人。讀書萬卷，一事不知，以為深恥。年十歲，得葛洪《神仙傳》，晝夜研求，便有養生之志。謂人曰：「仰青天，覩白日，不覺為遠矣。」齊高帝引為諸王侍讀。

永明中，脫朝服掛神武門，上表辭祿。上賜束帛，月給茯苓五斤，白蜜二斤，以供服餌。隱居句容勾曲山第八洞，名曰金壇華陽之天。周廻百五十里，山中立館，自號華陶隱居。晚號華陽真逸，又曰華陽真人。性愛松，山中庭院皆植松，每聞其響，欣然為樂。有時獨遊泉石，望者以為仙人。

嘗語人曰：「吾見朱門廣廈，雖識其華樂，而無欲住之心；望高岩，瞰大澤，明知難以立足，恒自欲就之。」乃築三層樓，自處其上，弟子處其中，賓客處其下。與物違絕，善辟穀導引之術。年八十五，無病而逝，顏色不變，屈伸如常，香氣累日，氤氳滿山。謚貞白先生，或疑為仙去云。

第三十八節　王知遠長命實驗談

王知遠，陳揚州刺史曇首之子也。母夢靈鳳集身有娠，乃生知遠。彌月時，有僧人見之曰：「此子日後當為仙伯。」年七歲，日覽萬言，解通群經。年十五，冥心求道，攝養有方，入華陽，師事陶隱居，盡得辟穀導引之術，改服道裝，善易卜，知人死生禍福，人有叩之者，皆歷歷不爽。作《易總》十五卷。

陳隋之主聞其名，皆加敬。貞觀初，詔即茅山為觀以居之。一日，謂弟子潘師正曰：「吾昨見仙籍，以吾少時，誤損一童子吻，不得白日飛升。今署少室伯，行期在即矣。」翌日，沐浴加冠，焚香而化，年一二六歲，謚昇元先生。

第三十九節　傅永長命實驗談

傅永字修期，清河人。生有氣幹，練習武事，身軀雄壯，勇力過人，出仕於宋，兩月間，討平諸亂，獻捷者再，拜中書博士。文帝嘗稱之曰：「上馬能擊賊，下馬作露布，惟有傅修期耳！」後為南兗州刺史，年逾八十，猶能馳射，盤馬奪殕。常諱言老，人叩其年，每自稱為六十餘齡。

第四十節　徐陵長命實驗談

徐陵字孝穆，郯人。父名摛，仕梁為晉安王侍讀。母臧氏，夢五彩雲化為鳳集右肩，已而生陵。幼涉史籍，八歲能文，十三通老莊，得養生之奧旨。僧寶誌摩其頂曰：「此天上石麒麟也！」仕梁為通直散騎常侍郎，左遷尚書，居官清廉，朝廷肅然。會北齊使來聘，使者訪陵春秋幾何？陵曰：「少如來五歲，大孔子三年。」蓋其時已七十五歲矣。一生無所嗜好，蔬食布衣，生機順適，此其所以享遐齡歟？

第四十一節　何志長命實驗談

何志，少喪父母，未成家室，隱於順慶府小方山中。山澗有水，經年不竭，澄清澈底，味甘而美。何志日汲此水，煮而飲之，年逾八十，面如桃紅。古詩云：「雲液落山谷，脈與崑崙通。云何山中叟，八十面桃紅。」

第四十二節　甄權長命實驗談

甄權，中山人，其母久病，延醫治之，莫能奏效。權乃與其弟，搜集醫方，晝夜研究，不稍懈怠，久之得其旨趣，以藥奉母，母疾尋癒。由是權於藥性，無不瞭解，凡有疾而踵門求治者，皆應手而癒。

隋開皇中，為秘書省正字。至唐貞觀十七年，權年一百有三歲，精壯力健，無異五十許人。太宗幸其家，視其飲食，訪以藥性，因授朝散大夫，賜几杖衣服。

第四十三節　白居易長命實驗談

白居易，字樂天，其先太原人。元和進士，遷左拾遺，貶江州司馬，喜曰：「匡廬在念久矣，今得青山綠水中，為風月主人，幸甚！」後入主郎中，遷知制誥，晚年放意詩酒，居東都疏沼種柳，號醉吟先生，居香山，又號香山居士。與僧如滿結社，與張渾、吉昉、鄭據等九老宴集，俱年八九十歲，繪九老圖。

張渾年七十七，有詩云：「詩聯六韻猶應易，酒飲三杯未見難。」吉昉年八十八，有詩云：「低腰醉舞垂緋袖，擊柱謳歌任褐裾。」鄭據年八十五，有詩云：「醉舞兩回頻勸酒，狂歌一曲會餘身。」樂天亦有句云：「婆娑醉舞遺孫扶。」時年已七十四歲。以刑部尚書致仕，卒贈右僕射，謚曰文。

第四十四節　張文懿長命實驗談

張文懿為外洪令時，潛心修養，每於治理之暇，出遊林野間，賞契泉石，深得天地自然之旨趣。一日，遇一道士，形貌古秀，熟視文懿曰：「此有緣之客也。」乃出藥丸十粒，金光潤黃。文懿知為異人，即取丸餌之，覺芬芳適口。道士微笑，倒囊出丸，文懿復餌之。至九十粒即吐，道士止之，使再餌，復吐其四，實餌八十六粒。後文懿年至八十六歲，未嘗有疾。

第四十五節　李奚于長命實驗談

李奚于，本一山嫗，每遇大雪，鳥無安枝，往往飛集其家，嫗憫之，常濟以穀，且不敢驚，群鳥皆得遂其生活，嫗亦樂之而不疲。壽至五百餘歲。

第四十六節　王子芝長命實驗談

王子芝，字仙苗，河南緱山人。常遊京洛間，好養氣而嗜酒。居紫極宮。一日，出遇樵者，荷擔於宮門，容貌非常，意甚異之，因厚價市其薪。

樵者得金，亦不讓。令人躡其後，見趨酒肆，盡飲而去。他日復來，謂子芝曰：「是酒雖佳，然殊不及解縣石氏之醞也。」子芝因降階執手曰：「石氏芳醪可致否？」樵者許之，因丹筆書符，置火上，煙未絕，有小豎立侍。樵者命之曰：「爾領尊師之僕，往石家取酒。」時既昏夜，門已扃，小豎謂僕曰：「可閉目。」見人與酒壺皆出自門隙。買酒還，因共傾焉。中宵，謂子芝曰：「子已醉矣，予召一客可乎？」曰可。樵者復書朱符，置火上，瞬息間異香滿室，倏有一人，容貌巍岸，鬚眉秀美，紫袍秉簡，揖坐共飲。良久，樵者曰：「子可去。」時東方明矣，遂各起別。樵者語子芝曰：「子識向來人否，少頃可造河瀆廟睹之。」子芝送樵者訖，因詣廟，所睹夜來共飲者，乃神也。

子芝由是潛沉攝養，壽至百有十歲，無疾而終。

第四十七節　劉知古長命實驗談

劉知古，其先沛人也，後家於臨邛。生而明慧，視名利若仇，惟從事於長生。唐睿宗召見，奏對稱旨，特加崇錫，皆不受，以兄為儒，弟為釋，己則服道家裝，因立三教像以事之。張說為作銘曰：「正氣生神，結虛為實，蓮華釋門，麟角儒術，法共不二，心同得一，道心惟微，守而勿失。」

忽一日，空中有光，產丹芝一莖，扣之聲如金石，夢神人曰：「後山石壁中有金魚，跨之可以沖天，以芝扣之自出。」劉如言，石忽迸裂，得金魚長三尺許，乘之飛空，雲霧旋繞而去。

第四十八節　孫思邈長命實驗談

孫思邈，京兆華原人。七歲就學，日誦千言。及長，好談老莊百家之說，隱於太白山，煉氣養神，求度世之術。洞曉天文推步，精究醫藥，仁慈為懷，務行陰德。偶出行，見童子殺小蛇，脫衣贖之，以藥封裹，放於草際。

月餘復出遊，見一白衣少年，下馬拜謝。思邈未省，復邀之至家，易以己馬，偕行如飛。至一城郭，花木當春，景色和媚，門庭煥赫，儼若王居。入見一人，端正美貌，給帽絳衣，侍從甚眾，欣喜相接，曰：「前者小兒獨出，為人所傷，賴救獲全，此間血屬，共感再生之恩，故遣小兒相迎耳！」俄頃，延入宮闈，見少年女子，領一青衣小兒出，再三拜謝，即前白衣郎之弟也。

思邈省記，昔日曾救青蛇，心異之，潛問於閹人曰，此涇陽水府也。王乃集賓僚，命設妓樂以宴之。思邈辭以辟穀服氣，惟飲酒耳。流連三日，問其所欲，對曰：「山居樂道，心固無欲。」乃以輕綃金球贈行，堅辭不受。遂命其子，取龍宮藥方三十首與曰：「此可以助道者，濟世救人。」思邈既歸，歷試諸方，皆得神效，乃編入《千金方》中。

隋文帝徵之不至，唐太宗時，召詣京師，上訝其容貌甚少，將授以爵。思邈固辭，時年九十有九，視聽不衰。或問養性之要，曰：「天有盈虛，人有屯危，不自慎，不能濟，故養性必先知自慎也。慎以畏為本，子畏則孝，父畏則慈，臣畏則勳立，君畏則政治。是乙太上畏道，其次畏天，其次畏物，其次畏人，其次畏身。憂於身者，不拘於人；慎於小者，不懼於大；戒於近者，不悔於遠，如此，則人道盡矣。」永徽三年，年屆百二十歲，晨起沐浴，嚴整衣冠，端拱以坐，謂子孫曰：「我將臣於金闕，不能應召往來。」俄而氣絕，舉屍入棺，如空衣焉。

第四十九節　潘師正長命實驗談

潘師正字子真，貝州宗城人，母魯氏，善言名理。師正始生時，霞光滿室，及能言，授六經皆通。母病將危，謂師正曰：「死者，人之大期。期至而往，吾何恨哉。然汝年尚幼，不免為吾念。」師正泣血，捧母手曰：「若天奪慈顏，兒亦不能生。」母曰：「汝若毀滅，非盡終始之孝也。」師正殯絕良久曰：「忍死強生，當絕粒從道，庶憑真教，以為津梁。」母摩其頂勉之。既葬，廬於墓，以孝聞。

事王知遠學道，盡得其術，居於嵩陽逍遙谷。高宗幸東都，召見問所須，對曰：「茂林清泉，臣所須也。」高宗尊異之，詔即其廬作崇唐觀，及營奉天宮。又敕逍遙谷作門，南曰仙遊，北曰尋真。每手詔撫問，香燭金帛，繼奉不絕。

師正謂弟子曰：「吾實無用，天恩濫加，復處以崇構，屠害草木，驚擾禽獸，吾罪人也，必遭冥譴。汝等學道，當求深山窮谷絕跡之處，則無累矣。」忽一日，雲氣覆庭，異香盈室，沐浴解化，年九十八，謚體元先生。

第五十節　司馬承禎長命實驗談

司馬承禎字子微，洛州溫人。事潘師正，傳辟穀導引之術。久之，遍遊名山，廬於天台。唐睿宗召至京，問以陰陽術數，對曰：「道者損之又損，以至於無為，安肯勞心，以術數為學乎？」帝曰：「理身無為則高矣，如理國何？」對曰：「國猶身也。游心於淡，合氣於漠，與物自然，而無容私焉，則天下治矣。」帝歎曰：「廣成子之言無以過也！」承禎固請還山，許之。開元中，文靖天師與承禎赴千秋節齋，值長生殿。中夜行道畢，隔雲屏各就枕。忽聞小兒誦經聲，玲玲如金玉，天師乃褰幃窺之，見承禎額上有小日如錢，光耀一席，逼而聽之，乃腦中之聲也。

天師還謂其徒曰：「《黃庭經》云：『泥丸九真皆有房，方圓一寸處此中』」；又云：「左神公子發神語，其先生之謂乎？」一日，謂弟子曰：「吾為東華君所召，必須往。」

俄頃，化去如蟬蛻。弟子葬其衣冠焉，時年八十九，謚貞一先生。有《修真秘旨》、《天地宮府圖》、《坐忘論》、《登真系》等書行於世。

第五十一節　錢朗長命實驗談

錢朗南昌人，幼時讀書西山，以五經登科，累官至光祿卿。文宗朝歸隱廬山，得補腦還元之術。錢鏐延致於杭，禮之如師。元孫數人，皆以明經為縣宰，已皓首矣，而朗猶如童子。一日與家人曰：「我適為上清所召，今去矣。」俄氣絕，數日顏色如生，舉棺屍解去，時年一七〇歲。

第五十二節　劉商長命實驗談

劉商，彭城人，家於長安。博學強記，擢進士第，曆官臺省，既而歎曰：「光景甚促，筋力漸衰，朝馳暮止，但自勞苦，浮榮世宦，何益於己。古賢多棄官以求道，每得度世，幸畢婚嫁，不為俗累，豈非見之遠者哉！」遂掛冠遠遊，遇一異人，挈上酒樓，劇談歡醉，出藥囊為贈。歸視之，得一葫蘆，內貯丹藥九粒，大如麻子，吞之，頓覺神爽不饑，身輕如燕，年近百歲，猶如五十齡焉。

第五十三節　李珏長命實驗談

李珏，廣陵江陽人。世居城市，販糴為業，賦性端謹，異於常輩。年十五，隨父行販。人有糴者，即授以升斗，俾令自量。歲月既深，衣物甚豐，父怪而問之，具以實對。父曰：「吾之所業，同流者眾，無不出輕入重，以圖厚利。吾早悟之，但一升斗出入，皆用之，自以為無偏矣。汝今更任之自量，吾不及也。然衣食豐給，豈非神明之助耶！」後珏年八十餘，不改其業。

會宰相李珏，節制淮南，民間與同名者避之，乃改名寬。李下車後數月，夢入洞府，見景色當春，煙花爛漫，翔鸞舞鳳，彩雲瑞霞，樓閣連延。石壁光瑩，填金字姓名內有李珏，字長二尺餘。李視之喜，自謂生於盛代，久歷顯宦，又陞宰輔，能無功德及於天下？洞府有名，我仙人也。方喜時，有童子自石壁出，珏問此何所也，曰：「華陽洞天，此姓名非相公也。」李驚問何人耶？曰：「此相公江陽部民也。」及曉，令訪同姓名者，乃得李寬，舊名珏，以車迎之入府，置靜室，拜為兄，朝夕參禮。

寬性情素淡，道貌秀異，鬚長尺餘，皓然可愛。初，年六十時，有道者教以胎息，久已不食。珏愈欽之，乃問生平得何道術，服煉何藥，願以相受，寬辭以不知。復問所修如何，遂以販糴對。珏再三嗟歎曰：「此人之難事，陰功不可及也！」後至百餘歲，輕健異常，忽告子孫曰：「吾寄世多年，雖養氣無益汝輩。」一夕卒，三日棺裂有聲，視之衣帶不解，如蟬蛻焉。

第五十四節　盧鈞長命實驗談

盧鈞字子和，以進士射策為尚書郎，因疾求出，為均州刺史。到郡羸瘠，不耐見人，常於郡後山齋，養性獨處，左右接侍，非召莫前。忽有一人，衣飾故敝，逾垣而入，詰之云姓王，問其所自，雲山中來，又問此來何以相教，曰：「公位極人臣，而壽不永，災運方染，故來相救耳。」因以丹一粒與吞之，約曰：「此後五日，疾當瘉。後二年，當有大厄，勤立陰功，救人惘物為懷，此時再來相會。」飄然而去。

自是盧公疾癒，逾年還京，署鹽鐵判官。忽見山人至宅曰：「公今年第二限，為災極重，以公在郡，雪冤獄，曾活三人之命，災已息矣。惟此月內，三五日小不康，無憂也。」翌日，山人令使二僕，持錢十千，至某坡分施貧病。臨去時，囑云：「此後二十三年五月五日，可令一道士，於萬山頂相候，勿愆期也。」嗣後，盧公歷任清顯，出鎮漢南之明年，已二十三年矣。

及期，命道士牛知微，登萬山之頂，山人在焉，出丹二粒，使知微吞之，謂曰：「子有道氣而無陰功，未契仙品，宜更勤修也。」又出金丹十粒，囑知微寄語曰：「盧公當享上壽，無怠修煉，世限既畢，佇還蓬宮矣。余名王十八，是公故友也。」語畢不見。其後知微年八十餘，狀貌猶如三十許。盧公年九十，耳目聰明，氣力不衰，既終之後，異香盈室。

第五十五節　李昇長命實驗談

李昇字雲舉，江夏人，唐德宗甲午年生。幼而聰悟，及長，博通群書，性機捷，出口成章。襟懷高古，師少室山道士，學煉氣養形之術。元微之、白居易與之友，嘗謂昇曰：「生當太平之世，不就榮祿，而久為布衣，何也？」昇曰：「不為世徵，徵亦不就。聊以詩酒，延留歲月。」僖宗庚子，黃巢犯闕，徒居宛陵，久之，容貌光澤，鬚髮更黑，瞳方齒銳。一日告人曰：「兵革紛紛，予甚厭之，不如去休。」翌日果逝，顏容不變，舉之就棺，但空衣而已，時年一四七歲。

第五十六節　許平長命實驗談

許平字宣侯，新安歙人。唐睿宗時，隱於城陽山南塢，結庵以居，不事服食，顏色甚少，時負薪以賣，擔上常掛一花瓢，攜曲竹杖，每醉吟曰：「負薪朝出賣，沽酒日西歸。借問家何處，穿雲入翠微。」三十餘年，或施人危急，或救人疾苦，士人多訪之不得見，但見庵壁有詩云：「隱居數十載，築室南山巔。靜夜翫明月，良辰飲碧泉。一樵歌隴上，群鳥戲岩前。樂矣不知老，渾忘甲子年。」

存事者因書其詩於洛陽傳舍，李白見之歎曰：「此仙詩也！」特訪之，亦不遇，乃題詩庵壁曰：「我吟傳舍詩，來訪仙人居。煙嶺迷高跡，雲林隔太虛。窺庭但蕭索，倚（點校：原稿誤為「椅」字）仗空躕躕。應化遼天鶴，歸當千歲餘。」

平歸見詩，又吟曰：「一池荷葉衣無盡，兩畝黃精食有餘。又被人來尋討著，移庵不免更深居。」其庵忽為野火所燒，不知所之。

至懿宗咸通中，許明恕之婢，入南山採樵，親見先生，並言姓名，因食以一桃。婢歸以語其主，即明恕之祖也。後其婢逃入山中，亦不知所終。

第五十七節　趙瞿長命實驗談

趙瞿，年二十，病癩垂死，其家棄之山谷中。彌月，有老人見而哀之，具問其所苦，瞿知為異人，叩頭自陳，老人即出囊中藥，令服之。瞿疾若失，起謝乞異方。老人告曰：「此柏脂也，山中最多，汝煉服之，可以長生。」瞿乃歸家，遵老人之教，日服柏脂，及年百七十歲，齒髮豪健，在人間二百餘年。後入抱犢山，人莫知其蹤跡。

第五十八節　陳摶長命實驗談

陳摶字圖南，真源人，隱居華山，寢處百餘日不起。嘗乘白驢，欲入汴，中途聞太祖登基，大笑墜驢曰：「天下自此定矣！」太宗召，以羽服見於延英殿。宋琪問修養之道，摶曰：「假令白日升天，何益於世？今君臣同德，興化勤行，修煉無出於此。」帝益重之，賜號希夷先生，又自號扶搖子。

初，摶年方四歲，戲渦水側，有青衣嫗，抱置懷中乳之，聰悟日甚。入武當山，辟穀煉氣二十餘年。徙居華山雲台觀，周世宗召至禁中，賜號白雲先生。宋太宗再召，辭曰：「九重仙詔，休教丹鳳銜來。一片野心，已被白雲留住。」摶嘗曰：「優游之地勿久戀，得志之地勿再往。」聞者以為至言。

端拱初，命弟子張超，鑿石為室，化形蓮花峰下，年一一八歲。

第五十九節　張白長命實驗談

張白字虛白，清河人。沉靜博學，兩舉不第，會親喪，乃泣曰：「祿以養親，今親不逮，干祿何為？」遂辟穀不食，以養氣全神為事，道家之書，無不精研。

宋太祖時，南遊荊渚，至武陵，有崔婆者，嘗飲以醇酒，後虛白年九十餘歲，周流湖海，郡人余安遇於揚州，因寄詩於崔曰：「武陵溪畔崔婆酒，天上應無地下有。南來道士飲一斗，醉臥白雲深洞口。」

第六十節　梁灝長命實驗談

梁灝字太虛，須成人。雍熙中進士第一，累宮翰林學士。風姿粹美，閨門雍睦，與人交，久而益敬。有吏才，每進對，詞辯明敏，真宗深眷之，所著有文集十五卷。及第時，年八十二，謝啟云：「皓首窮經，少伏生之八歲；青雲得路，多太公之二年。」又謝恩詩云：「天福三年來舉應，雍熙二載始成名。饒他白髮巾中滿，且喜青雲足下生。觀榜已無朋輩在，到家惟有子孫迎。也知年少登科好，爭奈龍頭屬老成。」

第六十一節　孫復長命實驗談

孫復字明復，平陽人。范文正在睢陽掌學，有孫秀才上謁，文正贈之錢一千；明年復謁，又贈一千。文正曰：「觀子辭氣，非乞客也，當補子學職月俸三千。」於是授以《春秋》，明年各去。後十年，聞泰山孫明復先生，以《春秋》教授，道德高邁，朝廷召至，乃向日孫季才也。復枯槁憔悴，鬚髯皓白，家貧不娶。

故相李迪就見之，歎曰：「先生年五十，一室獨居，誰事左右，不幸風雨飲食生疾奈何？吾弟有女頗賢，可以奉先生箕帚。」復固辭，迪曰：「吾弟女不事先生，不過一官人妻。先生德高天下，幸婿李氏，榮貴莫大焉。」復歎曰：「宰相女不妻公侯貴戚，而以嫁山谷衰老藜藿不充之人，相國之賢，古無有也。吾不敢不成相國之賢名。」遂允娶之。女亦甘淡薄。

第六十二節　史浩長命實驗談

史浩字真翁，掛冠歸四明。淳熙乙巳歲，公年登八十，置酒高會，簪纓樽俎，極一時之盛。公之女兄，年八十四，諸弟皆享長年，其季亦六十餘歲。同氣至親，舉觴相屬，朱顏華髮，咸壽而康，里社親黨之間，皆仰歎為盛事，請繪為圖云。

第六十三節　蘇澄隱長命實驗談

蘇澄隱字正和，真定人。居住龍興觀，年八十餘，貌不衰老，五代唐晉之君，相繼聘召，皆辭疾不至。

宋太祖征太原，還駐鎮陽召見，因求其養生之術。對曰：「臣之養生，不過精思煉氣耳。帝王養生異於是。昔老子有云：『我無為而民自化，我無欲而民自止。』黃帝唐堯，享國永年，得此道也。」上大悅。

第六十四節　李思廣長命實驗談

李思廣，吉水人。自幼志操特異，放情山水間，得錢即易酒，或獨飲於市。後得長生術，年七十餘，容貌愈少。宋政和年間，遊螺川，常就溪橋酒家飲。酒嫗以其蹤跡奇異，來則飲之，不問其值。一日謝別，老嫗晨起視之，已死矣，報所親殯葬之。月餘，有客見思廣於十里之外，乃開棺驗之，不見其屍。

第六十五節　文彥博長命實驗談

文彥博字寬夫，介休人。進士及第，累仕四朝，出將入相五十餘年，以太師致仕，封潞國公。居洛陽時，年七十八，同時中散大夫程晌、朝議大夫司馬旦、司封郎中席汝言，皆七十八歲，嘗為同甲會，潞公有詩云：「四人三百十二歲，況是同生甲午年。若得梁園為賦客，合成商嶺採芝仙。清談亹亹風生席，素髮蕭蕭雪滿肩。此會從來誠未有，洛中應作畫圖傳。」又與富弼、司馬光等慕唐白樂天九老會，乃集洛中卿大夫年德高者十二人，就資勝院建大廈，曰耆英堂，命閩人鄭奐繪像堂中，謂之洛陽耆英會。卒年九十二，謚忠烈。

第六十六節　曾志靜長命實驗談

曾志靜，廬陵人，善養生，自少不御酒肉，端毅寡言，篤信道家言，閉戶潛修，益深自緘默。一日，有異人來訪，晤談良久曰：「未也。」遂別去。越數年，復至，曰：「可矣。」乃告志靜曰：「吾唐末聶師道也，當於南嶽候子。」

宋至和三年春，志靜年九十有七，語其徒曰：「吾九月為衡山之遊。」至期端坐而化，既葬，有自衡山來者，持志靜書，勉其徒學道云。仁宗聞之曰：「儒崇道德，釋尚虛無，道貴真常，三教之理，統歸一道，乃作《尊道論》。

第六十七節　馬自然長命實驗談

馬自然，少習修煉，年已六十歲，遇牛頰先生於湓浦，攜手至廬山洞穴，出葫蘆中酒飲之，談出世之樂，遂別去。

越數年，又遇先生，謂馬曰：「向年與君別後，入閣皂，訪清虛，登紫閣，遊郁水，混跡風塵，浮遊五濁。一日到建昌郡酒樓上，見四個奇人，衣衫破敝，長嘯高吟，我心異之，旁有捧劍小童，因問之，答曰：『鍾離處士、呂先生、劉海蟾、陳七子也。』未幾四真喚我至前曰：『汝天骨奇偉，有神仙分。』遂傳金丹之秘曰：『杳杳冥冥，其中有精。恍恍惚惚，其中有物。物非常物，精非常精。天得之清，地得之寧，人得之靈，萬物得之生。抱元守一，挫銳解紛，回天關而轉地軸，會陰陽而配乾坤，開坎離之門戶，放龍虎之相吞，入戊己之變化，俟功滿而丹成。此乃妙中之妙，尊中之尊。秘而慎之，行之在勤。』」

復謂自然曰：「此中法術，無他玄奥，是人人有分。只因識昧神昏，世路沉墜，知此能有幾人！汝但向恍惚中求取物，杳冥中求取精，形神洞達，與道合真，惟君與我。」自然遵其教而修之，遂得長生不死之術云。

第六十八節　劉野夫長命實驗談

劉野夫青州人，少時跛一足，因以跛子為號焉。龔德莊罷官河朔，居京師，上元夕，野夫以書約之曰：「今夜欲與君語，令閤必盡出觀燈，請清淨身心以俟。」德莊危坐，至三鼓，家人輩未還，野夫亦竟不至。俄火自門起，德莊持誥牒，犯烈焰而出，頃刻數百舍為瓦礫之場。明日野夫來，且曰：「令閤已出，可賀也！」野夫好飲酒，每歲必一至洛中看花，嘗自作長短句曰：「跛子年年，形容何似，儼然一部髭鬚。世上詩文，拐上有工夫。達南州北縣，逢著處，酒滿葫蘆。熏熏醉，不知來日何處度朝餔。洛陽花看了，歸來帝里，一事全無。若還與瓠羹不托，依舊再作門徒。驀地思量，下水輕船上，蘆席橫鋪，呵呵笑，睢陽門外，有個好西湖。」

時陳瑩中讀其詞而愛之，亦作歌以贈曰：「槁木形骸，浮雲身世，一年兩到京華。又還乘興，閑看洛陽花。聞道　紅最好，春歸終委泥沙。忘言處，花開花謝，不似我生涯。年華留不住，饑餐倦臥，觸處為家。這一輪明月，本自無瑕，隨分冬裘夏葛，都不會赤水黃芽。誰知我春風一拐，談笑有丹砂。」

宋政和年間，野夫寓興國寺，人計其壽，蓋已一四五歲矣。

第六十九節　董封志長命實驗談

董封志，事母至孝，宋孝宗乾道元年暮冬，道經岳陽，夜宿黃花市，遇一叟，破巾單袍，貌若童稚，絕無饑寒之態，吟哦詩句，油然自適，問所從來，殊不酬答。良久再叩之，始微笑曰：「我待子多日矣！」遂挽手同出市，西旗亭中，買酒三升，諭酒家不用暖熱。董起曰：「某平日畏寒，雖當盛暑，亦去棉花不得。況今時際殘臘，天氣嚴寒，若飲冷酒，定傷生矣。」叟曰：「無慮也。」酒保送酒至，叟向樽指畫口誦，少頃命共飲之。董不得已，勉進半杯，覺四肢和暢，及再飲，額汗泠泠下，遍身大熱，盡脫其衣。

移時，授以道要，董再拜曰：「敢問先生姓字。」曰：「東晉黃抱翁也。君孝通於天，故來相見。」語畢，陰雲四合，迨開豁，失叟所在。封志愕然者久之。歸家後，精究長生術，年百有九歲，其康健猶如壯時云。

第七十節　張自明長命實驗談

張自明，建昌人，會官宜州教授，攝州事，後授知州。年屆古稀，風流文雅，宦蹟多有可紀者。一日，集士民語之曰：「吾將入關矣。」士民隨之，詣九龍山，入一洞，光景殊別，有石碑題云：「宋刺史張公之墓」，鐫磨宿搆，自明飄然而入，浮雲乍擁，洞口漸合，今其洞門，僅容一人可進。

自明遊七星清秀諸洞，均有詩。其詠七星云：「玉洞沉沉鎖碧虛，月華曾伴日華居。刀圭影觸金丸彈，蟬蛻形留錦鯉魚。舊隱已荒三徑草，仙人忽授數行書。丹霞自有棲真處，十里松風可跨驢」；詠清秀巖云：「甲子循環各一時，又逢青犬認巖扉。金墉城鎖瑤池遠，蒼玉樓鋪錦地衣。萬里天風生木末，數聲湘雁叫雲歸。明朝天上秋期近，問訊河邊織女機」，皆飄飄有雲外之致。

第七十一節　蘇庠長命實驗談

蘇庠字翊周，丹陽人。一日，有客求見，視其謁云：「惠州羅浮山水簾洞長生道人。」復有詩句云：「富貴易逢日月短，此中難遇是長生。」乃延入之。客曰：「羅浮真人以君不嗜世間聲利，姓名已書仙籍，命我持丹授君。」

蘇時年八十矣，應之曰：「庠生平未識真人，況年既老朽，形骸已壞，何以丹為哉！」客曰：「此非五金八石之比，蓋真氣所化也，服之無嫌。」蘇視客衣服侈麗，類貴遊，而言辭鄙俗，無蘊藉，甚惡之，冀其速去，曰：「雖然，終不願得也。」客曰：「君不欲丹當持歸，但路絕遠，願借一宿，明旦晴即去，不然須少留也。」時天久晴，五夜忽大雨。蘇憶昨語，亟邀至，具酒曰：「丹可見否？」客喜，便於篋中取授曰：「且延一紀。」藥如荳大，黃紫色，又曰：「困篤則服之。凡身有疾，但敬想丹力所至，即癒。」客去後，庠忽大病，氣不絕如線，諸子憶前事，即取藥投口中，俄頃霍然而起，飲啖自如。初發如霜，自是其半再黑，右目瞳子久喪，至此瞭然。

元宵聚族人歡飲達旦，披衣曳杖出門，曰：「黃真人至矣！」其行如馳，婢僕驚奔挽衣，已不之及，遂莫知其所終。

第七十二節　張拱長命實驗談

張拱汴人，舉進士不第，家甚貧，亦能方術，置藥於宜春門不售。一日晨起，有道士目光炯然，徑造肆中，顧而不揖，振衣上座。拱忿其倨傲，作色問之，答曰：「汝無詰吾所從來，正欲見汝耳。」拱意此妄人，不與校，擲一錢與之，麾使去。笑曰：「吾無求於人，以汝有道質，故求誨汝，何相拒之甚耶！」

拱悟，冠巾而出，與之語及仙家事，理致精微，聞所未聞，乃深自愧謝，願下教焉。道士曰：「汝何求？」拱曰：「家貧　粥不繼，倘使不食可飽，則所願也。」言頃，適有鬻薰棗者來，道士取先所擲一錢，買之得七枚，謂曰：「神仙以辟穀為入門，辟穀則無滓濁，無滓濁則不漏，由此可以入道。汝欲得此道，自此不淫色可乎？人能不淫，俗念自息，則仙才也。」乃取七棗熟視而噓之曰：「汝啖此可終身不食，且當應七夢。但汝有老母、妻子，未可相從。汝事親既終，婚嫁既畢，已能不食，復又何求？宜脫身詣名山，於懸絕處，尋石穴深廣可容者，累石塞門，一念不起，坐臥行立於其間，僅及半紀，則汝之身如蟬出殼，逍遙乎六合之外矣。」言竟，攝衣而起，固留之不可，出門無所見。

拱知其非常人，自此聞飲食輒嘔，遂不食。逾二年，糞溺俱絕，神氣明爽，步趨輕利，日行數百里，前後果得七夢。母病痔二十年，漫以七棗餘核進之，一夕而癒。拱自奉教後，即不近聲色，妻亦尋卒。行年六十，而顏色愈壯，及母亡，不知所之。

第七十三節　郝大通長命實驗談

郝大通，字太古，號恬然子。寧海人，少孤，事母甚孝。嘗夢神人，授以周易秘義，由是洞曉陰陽律歷、卜筮之術，厭紛華而樂淡泊，隱於卜筮中，家道殷富，棄之不顧。

後至岐山，復遇神人，示以易義，凡言休咎，無不驗。嘗云：「人心處寂易定，遇紛則動。塵心不死，難得長生。」於是坐趙州橋下，閉目練心，終朝不語。小兒輩戲累磚石為塔，疊其頂上，囑以勿壞，頭竟不側；又遇河水泛溢，略不為動，而亦不傷。其堅定乃爾，如是者六年。後居住寧海先天觀，年近百歲，鬚眉猶黑，所著《周易參同演說圖象》，總二萬言，目曰《太古集》。

第七十四節　劉處一長命實驗談

劉處一號玉陽，東牟人。母周氏孕時，夜夢紅霞繞身，驚寤而生。七歲嘗氣絕仆地，移時方蘇。母驚問曰：「汝何為而若是？」對曰：「但知熟寐，不知其他。」弱冠後，因悟生死之理，專事修養，隱居雲光洞中。嘗臨危崖，蹺足駐立，不移者數日，人以鐵腳仙人目之。

金世宗召赴闕下，應對皆奇中。章宗復召見便殿，問以養生之道，處一以無為清靜少思寡慾為對；又問以「凡有所問，而輒知之，何也？」處一對曰：「鏡明猶能鑒物，況天地之鑒，無幽不燭，何物可逃？所謂天地之鑒，即自己靈敏之妙也。」章宗歎曰：「『清時在躬，志氣如神』，先生之謂也。」

嗣元妃施道經一藏，驛送至玉虛觀。觀之洞前，有大石突出數丈，險峭臨下，過者怯懼，鑿之不能。處一乃運鎚擊之，聲若雷霆，其石隨墜，見者悚然。翌年四月，語門人曰：「群仙已約我久。」乃沐浴冠帶，朝禮十方而逝，壽九十三歲者。

有《雲光集》行世。

第七十五節　蓋時敏長命實驗談

蓋時敏，字志學，臨清人。金末兵亂，人多逃竄，時敏生逾月，父母逃急，啼不止，棄之郊外。迨兵退十餘日，乃涕泣往尋，意其已死而瘞（埋葬）之。及至所棄地，見其神色明潤，木葉庇身，有兔乳之，得以不死，大喜復抱之歸。

既長，惟以積善為務，好施予，見有貧之者，柔聲慰問，雖罄囊不少吝。年逾古稀，顏貌猶童，步履甚健，終身未嘗疾病。一日，召集親朋，衣冠危坐，書偈云：「七十五年人間住，強認臨清是鄉故。回首之時一事無，但留三尺西村墓。子孫必欲問行蹤，萬里春風獨自步。」擲筆而逝，葬之日，群鶴百餘，盤飛其上。

第七十六節　莫月鼎長命實驗談

莫月鼎字起炎，號洞一，浙西霅川人也。生而秀朗，肌膚如玉雪，雙目有光射人。酷好長生術，師事鐵壁鄒真人，得其真傳。又精五雷法，自號雷師，驅役鬼魅，動與天合。時嬉笑怒罵，皆若有神物從之者。

元世祖召見時，天色爽霽，帝曰：「可聞雷否？」對曰：「可。」即取胡桃擲地，雷應聲而發，震撼殿庭，上為之改容。復命請雨立致，上大悅，賜以金繒，月鼎碎截之，以濟寒窶者。

性愛酒，無日不醉，醉輒白眼望天，陰飆翛翛起衣袖間。嘗與客飲西湖中，赤日如火，客請片雲覆之。月鼎笑拾果殼浮觴，頃之雲自湖濱起，翳於日下。

揚州蕃釐觀道士，中秋會飲，有雲蔽月。時月鼎寓觀中，道士急請赴筵。月鼎以手指之，雲散如洗。至其治病祛災，救濟生民，皆應手而得。曾有奉束修五十緡者，月鼎受之，一日，袖之而出，遇酒肆之極陋者，乃入之，見老病孤弱者濟之，哺而還，緡皆罄矣。晚年歸故里，勸化鄉人為善，居數載，忽謂其徒王繼華曰：「明年元宵前一日，吾將化於汝家矣。」時月鼎年九十一，繼華年五十六，而容貌較繼華為少，精力亦較繼華為健，繼華未之信也。及期，風雨雷電交作，索筆作偈，含笑而逝，顏色如生。

第七十七節　王士能長命實驗談

王士能，山東濟寧州人也，生元至正甲辰，至成化癸卯，年百二十餘歲。幼時慕長生之術，未嘗受室，飲酒食肉。走蜀入雪山，投見一老人，披氈衣，臥深洞中，石床上，長三尺餘，耳口鼻手足皆類小兒。士能頓首拜，不答，因執役左右。老人不飲食，坐側懸一囊，中類乾麵，饑輒取啖之，渴則以手掬飲澗泉一二升。士能留數日，所齎米盡，跪而乞食，老人分囊中物與之，苦澀不能下咽，乃拾山果野菜以之充饑。居三年，勤苦不懈，老人憐之，謂士能曰：「吾語子術，識之，宜出山，非其人莫授。」士能出雪山後，歸濟寧，居城東深巷敗屋中，凡六十年。鄰人怪而窺伺之，絕無他異。士能白髮被額，肌膚如童子，久絕火食，惟日啖棗數枚，或菜數莖，飲水少許而已。人有餽遺者，咸卻之不受。

濟寧指揮王宣聞其賢，往見之，及通姓名，大驚曰：「聞吾祖言，吾上世有叔祖名士能，好道棄家，不知所終，翁殆是乎？」問以家世，所言皆合，因日與往來。成化七年，朝廷下詔，山東徵士能，命守臣備安車入京見上，優賜寶鏹遣歸。

學士程敏正，叩以道要，但曰靜坐寡慾。坐久，目閉息曰：「老僕無能為，朝廷過聽而召之，僕豈知道者。但習靜日久，近乃日與人接，大敗吾事矣。」問以元末國初事，則曰：「一身之外，皆非所知也。」楊循吉嘗問其所以致壽，曰：「無他術，但平生不茹葷，不娶妻，不識數，不爭氣耳。」

第七十八節　李徹度長命實驗談

李徹度者，徽之黟人也。年四十，遇異人，授以長生之術。嘗與登天目山，謂曰：「咄咄，善守而道。黃白男女，皆旁門惑世，罪業滔天，汝其戒之，毋貽後悔。」言訖不見。李感其言，奉教彌謹。常至留都，公卿上庶，迎訪若雲，隨所棲止，絕無揀擇。尤喜為人治病，起死回生，捷於和緩。

其談道一本無欲，所授法蕩佚簡易，多與儒通，雖愚夫婦可與知能。至問以仙術，輒閉目搖首，答以不知，其意謂欲未盡絕，談無益耳。其性簡淡，毫無所嗜，能九日一食，葷素惟適，歡笑竟日，且琴且歌，超然脫離，能令學者奮而不怠，甘而不苦。贈以金帛多不納。年九十一，鬚髮玄烏，步履加健，容愈豐潤。楊道賓曰：「予迎道人於署中，終日對坐，共談濟世出世甚詳。又與余言常以忠，與兒輩言常以孝，大類嚴君平。乃知玄何曾病儒，而病儒者皆玄異類也。黃白彼家，亦稱元可乎？軒轅問道廣成，帝堯問道齧缺，其治平皆法萬世，玄於儒何負哉！」

第七十九節　彭明府長命實驗談

彭明府永新人，少好道，不樂為官。雲水羽流，居常滿座。一日，有道士闖入其室，彭起延坐，徵姓名曰：「我馬西風也。」彭顧左右進茶，道士曰：「貧道從武夷山來，攜得旗鎗數葉。烹之已熟，請出奉餉。」取懷中葫蘆瀉之，香茗二碗，甘洌殊常。飲罷，彭又顧左右置酒，道士又曰：「酒亦貧道所有，是湘中醽醁酒也。」別注一壺如鶴股，傾之不竭。復出肴核，並珍異之物。

彭大驚，至暮告別，固留之不可，曰：「子所交者，非吾侶也。能從我遊，請以明晨會於某坊可乎？」彭許諾。道士忽擲杯梁上，化為雙燕，飛鳴啾啾，眾咸駭視，回顧座中，已失道士所在矣。

彭大喜，通夕不寐，黎明而興，如言訪之。道士已先在坊下，顧而謂曰：「子真有心哉！」趣與俱行，可數十里，至一幽絕處，泉香石翠，花媚草靈，望見繡幄丹崖，高出天半。彭心訝其非世間也。忽起家念，曰：「某來時，未與妻子言別，師能容我暫歸乎？」道士長歎而語曰：「信哉，凡夫之難度也！子歸則歸爾，何云暫耶？」彭叩頭悔謝，道士出囊中紅霞米二升賜之，戒曰：「煮三粒作湯，可療百病。勤行施捨，慎勿秘惜。米盡，則子遷化之期至矣。」言既瞥然隱去。

彭乃悵望而還，以米施人，果多異驗。壽至百餘歲，米將盡矣。乃呼家人治具，邀親昵賓朋，燕會數日，沐浴衣冠，與眾訣別。俄聞室中異香發越，端坐而逝。

第八十節　閻希言長命實驗談

閻希言，不知何許人，頂一髻，不巾櫛，粗布夾衫，履而不襪。為人疏眉目，豐輔重頷，肌肉充實，腰腹十圍，叩之如鐵，秤之重可三百斤。行步健迅，盛暑輒裸而暴日中不汗，嚴冬鑿冰而浴。喜飲酒，量不過三四升，酣暢自適，則歌道曲以娛坐者。食能兼人，不擇葷素，嗜蔬而安粥。人奉之幘則幘，奉之衣則衣，予之金錢亦置袖中，轉盼即付之何人手，不顧也。出則童子噪而從之，往往手袖甘果為餉，故從者益眾。然絕不為人道其所由來，叩之以延年之術，亦不應，惟勸人行陰騭，廣施予，勿淫、勿殺、勿憂、勿恚、勿多思，而已。

後年百有七歲，遊金陵，過毛百戶家。飯畢謂其徒曰：「我欲得湯。」浴湯至，凡三浴，而後爽然命移枕蓐地坐曰：「道人不當臥床也。」言時已覺氣息漸微，驚問道人得無欲去乎？曰：「既知之，何用問？」又問有所言否？曰：「我何言，窮理盡性，以至於命，齊家、治國、平天下而已。」遂瞑，趺坐不僵，浹日猶暖，汗沾鬢若璣。三日入龕，移至乾元觀時，啟龕視之，蓋百日猶若生也。

弇州山人曰：「道人以甲甲之冬，過我弇中，酒間忽為余言，世家山西，二十八歲時，行販燕市，資足自給，嘗因房室過度，成瘵且死，獲遇名師，誨以靜坐之功，得無恙。且謂汝欲不死，亟去家毋問。當是時有一女而置之，今則不復記憶矣。惟憶吾姓閻，度其時，蓋在嘉靖乙未丙申間。余謂道人，無住為主，無戀為本，無相為宗，其真有道者耶。道人常言道在正心誠意，格物致知，存天理，去人欲，便見心中樂處。又曰，道在惟精惟一，允執厥中，中即誠，不誠無物。又曰心無不存之謂照，欲無不泯之謂忘，當忘湛然即照，當照絕塵即忘，才覺動念，即融忘歸真。又曰喜中知止則不喜，怒中回思則不怒，能咬得這二字，便入忘境。又曰自知有念終無念，誰識無情卻有情。凡古今窮通得失置勿談，即他人談及置勿問。嘗諭人云，若能存好心，行好事，便做得好人。其所告人，皆日用常行之事，就其所業而語之。每謂窮理盡性以至於命，此是大道工夫，修身、齊家、治國、平天下，此是大道門路，真正大英雄，不過如此。」

第八十一節　蕭勝祖長命實驗談

蕭勝祖，世居邵武，初為農夫，力行孝道，後遇異人，飲以墨水，便博通文義，且教以理學、數學，在羅近溪諸公處論學，頗得其奧。黃州林子木過邵武，往訪之，問以所疑，皆不言而喻。年九十餘，精神矍鑠，蓋其平素有所養，故能至老不衰焉。

第八十二節　茹文中長命實驗談

茹文中，無錫人。明永樂中，隨父徙燕，年百有四歲。天順年間，召見便殿，賜冠服帶履，命順天府設宴，又命吏部尚書姚夔以下造其第致賀。

文中性情坦白，胸襟無所介蔕，素志慷慨，見人有急難者，極盡才力以濟之。遠利勢，雖權貴不為屈。蟄居一室，誦讀書史，涵養之功，獨有深造。其壽固有所自，蓋亦國家之瑞云。

第八十三節　劉伯淵長命實驗談

劉伯淵，慈溪人，幼嗜詩書，及長，精於周易。文學求實理，不尚辭華。明隆慶年間舉進士，授翰林院編修。居官不附權貴，亦不結黨營私，恂恂循禮，人皆樂與之交。

致仕後，寓情山水，寄跡泉林，煙霞釣遊，頤養天年，壽一百有二歲。當百歲時，朝廷遣官存問，賚賜優異，見者莫不榮羨。

第八十四節　王芝圃長命實驗談

王芝圃，臨海人，清順治年間生，舉康熙進士。及乾隆庚寅歲，由國子監司業加翰林院侍講，其時芝圃年已百有十二歲矣。

當七旬時，孫曾已盛，逮百齡外，曾孫復舉曾孫，芝圃嘗有詩云：「身歷四朝沾浩蕩，眼看七代長兒孫。」蓋紀其實也。

第八十五節　趙振鯨長命實驗談

趙振鯨，杭州人，清嘉慶申戌年，壽屆百歲，蒙恩賜六品冠帶，官吏車騎，晉賀其家。翌晨，振鯨詣官署叩謝，自江干舍舟入城，舟泊鹽橋，步行至竹竿巷，手不持杖，拜跪無所苦，隨行者係其長孫，龐眉皓髮，問其年壽，亦已六十三矣。

第八十六節　張元始長命實驗談

張元始荊州人，軀幹雄偉，食量倍常，家道殷實，幼時好習武事，從技擊師學藝。師固術中之佼佼者，元始盡受其傳，由是體益堅實。平生未有少疾，娶有家室，不嘗與之同寢。至年九十七方生兒，兒眉目酷肖，惟在日中無影，人皆奇之。元始壽一百一十六歲，臨卒之日，膂力過人，飲食不減，洵異人也。

第八十七節　藍祥長命實驗談

藍祥，慶源人，一生儉樸，無所嗜好，惟勤於工作，終歲不稍休息，年屆期頤，一日之操作，尚能倍於少年。及年一百四十歲，飲啖過人，耳目無障翳。郡守為詳請旌褒蒙，恩賜六品冠帶，並設宴府堂以待之。

第八十八節　宋瓊長命實驗談

宋瓊字景賢，青浦人。年九十三，目奕奕有神，鬚髯修偉。或問致壽之道，瓊曰：「神者壽之機也，神足者壽自永。近人之神，每汨於七情，與夫所邇所殖。僕於喜怒哀樂，無成心，亦無滯心，於聲色貨利不矯情，亦不溺情。譬如草木，含春氣則枝葉暢茂，發生最速；秋冬一至，蕭條肅殺，草木感之，則枝葉黃落，是故老人之壽也，必培植其四體，運化其氣脈，然後神足而不衰焉。」旨哉言乎！使非攝養有素者，烏足以知此。

第二章　外國長命實錄

東西各國，壽民壽婦，所在多有，凡史籍中流傳而堪信者，實指不勝屈，今試以百歲者為始，迄於三百餘歲為終，依次臚列，略述其所以致壽之因，以備養生者之採擇，而知所則效焉。

第一節　靜岡真金長命實驗談

靜岡真金者，日本之士族也。獨身不娶，幼學漢詩，名聞於時。博覽群書，謂老莊之學，精勤研究，足以助人生健康。平素注意養生，謂空氣實吾人生存之要素，得之則生，不得則死，故呼吸為修養精神所不可忽。

嘗親身實驗，以覘效果。先是真金飲啖頗健，因練習服氣之法，節減食量，每日僅來一合，初無饑餓之苦，且覺頭腦異常清健，思考力大有增進，於是信之彌篤，行之彌勤，延至八月，竟能絕粒，惟日飲牛乳一合，所以防意外之變化焉。

第二節　汎塔尼烈長命實驗談

汎塔尼烈者，法蘭西之博學家也。嘗僑居英倫，年百歲。一生精力康強，不知何者為病。至九十歲後，始有微疾，然亦絕無所苦。

性嗜楊梅，嘗謂人生多食此果可以致壽。每逢楊梅熟時，則喜形於色曰：「吾又得一年矣！」因既食楊梅，則定獲延年也，其自信有如此。

第三節　哥那魯長命實驗談

哥那魯，義大利人。年當強仕時，羸弱特甚，召醫治之。醫者曰：「疾不可治也，兩月後必物化矣。惟能節減飲食，或可多延時日。」如其言行之，漸覺有效，如是者數年，宿患悉除，身體較前強健。於是每日所食之物，均有定量，計固體十二兩，液體十三兩。

及年八十，親朋會集稱觴，力勸加餐，不得已勉徇其請，日加固體二兩，液體三兩，數日後頓覺不適，裁抑如前，乃怡然自得，年九十餘，步履尚健。

第四節　佛萊思長命實驗談

佛萊思，英吉利人。善養生，飲食極少，嘗以節食勸人，謂人能少食，則臟氣流通而免疾。故其日不過二餐，且不多食肉類。至晚間則吸煙一筒，以助消化。由是血液清潔，筋骨勁強，體膚堅實，腸胃輕健。壽至百有一歲，未嘗有疾病之苦。

第五節　仕梅特長命實驗談

仕梅特，英國人，世業農夫，於耕耨之事，服習有素，勤力操作，朝出暮息，終歲無閑。自奉節儉，飲食菲薄，惟日飲牛乳一杯，去其油脂，壽至一百零三歲，體健無病。

第六節　瑪嘉梯長命實驗談

瑪嘉梯，一勤苦之婦人也。居於英之愛爾蘭，年百有三歲。平時節省飲食，日僅兩餐。用膳有一定之時，每日十時午餐，六時晚餐，雖有事故，亦不更易。

第七節　陀霖嘉長命實驗談

陀霖嘉，美利堅人。於飲食一節，非常謹慎，不嘗進飲料。每謂人生疾病，大半由於口腹之恣貪。不渴而飲者，飲後即覺膨亨；不饑而食者，食後即覺倦怠，此皆足證多食之害也。

尤所忌者，飽食於睡眠之前，使胃腸受其大害，故廢止晚膳，實為養身之良法云。壽一百零五歲。

第八節　盧提野長命實驗談

盧提野，法蘭西人。來遊英之倫敦，遂卜居焉。設肆為人整容，每日操作甚忙，毫無暇晷，惟於日中進一餐，亦不覺饑。所飲不過清水，不容茶。年至百有六歲乃終。

第九節　瑪克羅長命實驗談

瑪克羅，法國人，年一百十五歲。生平於飲食一道，異常謹慎，六旬時移居於英國之愛爾蘭島，從事測繪，與英人之梅那德女，同一攝生。百歲後，妻死復娶，有趣人之稱。

第十節　惠烈森長命實驗談

惠烈森，英國人，年一百十六歲。講究衛生之道，雖至微至小之事，亦必慎必謹，無一或忽。

終其身，滴酒未嘗沾唇。晚年拒絕葷腥，專食菜蔬，尤嗜萊菔，嘗以萊菔焙熟而食之，謂其裨補精神最大云。

第十一節　瑪富聖長命實驗談

瑪富聖者，英之老婦人也，產於蘇格蘭島，壽至一百十七齡。其生平於飲食一事，最為注重，嘗言魚肉腥膻，多有不潔，或竟致敗餒，人若以之為食品，則有害無益，故概行屏絕，不佐膳食，惟牛乳間尚飲之。所讚美者，莫如菜蔬。耳目聰明，齒牙完全，死之前三月，操作仍勤奮，步履仍矯捷，望之無異壯年健婦云。

第十二節　浦們長命實驗談

浦們，英人，居於愛爾蘭島。其平日所食，惟麵包二枚、山芋半斤，所飲惟肉湯一合、牛乳一合、清水三合而已。啖肉甚少，茶酒咖啡皆不嗜之。年一百十八歲，身輕體健。

第十三節　特薩里長命實驗談

特薩里者，西班牙總教主也。嘗謂養性情，莫如讀書；練筋骨，莫如操作。一日之間，諷誦不廢，做事休息，皆有定晷。虔心宣教，諄諄以戒殺好生、修德行善為勸。年一百二十五歲。

生平精於食事，然素性節儉，不尚侈靡，嗜飲葡萄酒，未嘗至於沉湎。晚年精力不衰，而對於食物尤為注意。

第十四節　美嘉魯長命實驗談

美嘉魯，英國人，年一百二十七歲。其祖名吧耳，亦著名長壽者。美氏幼承祖訓，以節食為攝生之不二法門，故能享其遐齡。繩厥祖武，年一百二十歲後，日惟飲牛乳及清水，所食則山薯少許而已。

第十五節　梅甘娜長命實驗談

梅甘娜，英國之愛爾蘭人也，家貲數百萬。幼年時，起居服食非常精優，少擅音樂，每當夕陽西下，開軒奏曲，臨風灑落，歌聲嬝嬝，舒徐幽揚，音韻悠然，以自娛樂。

綜其一生，不知愁苦為何物，所以精神快愉，壽命延長，而享年一百二十九歲。至九十歲後，始講求節食之方，富而不侈。

第十六節　庫羅默長命實驗談

庫羅默，年一百三十八歲，英國人，生長於蘇格蘭之莫柯利。其所住之室，歷百有三年之久，迄未遷移。養身以少食多動為主。每於晨興之後，梳沐既畢，出外步行二三里，或五六里，視足力之所勝。如是者，率以為常，偶有間斷，頓覺不快。

第十七節　垤芬長命實驗談

垤芬者，法國之貧女也。年八歲喪父。母為人傭婦，垤芬隨母，共操作以謀生活。及母沒，垤芬年甫十齡，伶仃孤苦，力猶未足以養生，嘗賴鄰里中之好義者，時賙卹之。稍長，盡力工傭，人多樂用之。

垤芬勤於所業，無懈無怠，不忮不求，歷百餘年如一日，壽一百四十七歲。

第十八節　帕二長命實驗談

帕二，英國人，農夫也。畢生飲食菲薄，年八十八方授室，顏容豐腴，無一緺痕，望之如四十許人。至百二十一歲，耕作若常人，行步輕便，腰背不屈，妻死復娶，生子女各一。英王查利第一，聞之召入宮中，見其精神非常健壯，甚優異之，常賜宴膳，食以佳餚，飲以美酒，由是體質漸弱，疾病相乘，委頓而死，使其年壽僅至一百五十二歲，殊可惜也。

第十九節　陳根司長命實驗談

陳根司，英人，年一百六十九歲。生平飲糗茹草，不厭粗糲，凡酸味之物，尤為所嗜。暮年齒牙堅固，容色不改壯時。年九十餘歲，方生一子。百歲後，常喜海水浴，猶能於洪濤急湍之中，泅泳自如，無虞危險。百六十歲時，嘗詣京見駕，精神尚健，英王優禮之，賚賜頗厚。

第二十節　蘇利士長命實驗談

蘇利士，南美洲人。居恒席地睡眠，不施床榻。夏不畏熱，冬不畏寒，軀幹魁梧，倍於常人。當其年一百八十歲時，嘗有人見之於園中，髮白似銀，膚堅如革，兩目奕奕有神，手執一鋤，盡力工作。旁有二少年同作，皆不及其敏速。

每日僅具一餐，必待其冷而後食之，故每食需半時之久。月逢朔望，必戒食一日。平時惟多飲水，所食盡養生之料。

第二十一節　格魯納長命實驗談

格魯納，英之倫敦人。少年之時，體頗孱弱，嘗就診於醫學博士某，求強健之方。某博士教以少食多動，任其自然之發展，必能堅壯而無疾苦。

格魯納信服其言，日必習適度之運動，注意於深呼吸。所食惟富有滋養料之物，選擇亦極精嚴。

行之數年，頗有益效，百歲後，體愈健固，無有微疾。年二百有七歲，目覩十有二朝之興廢，能詳述其間之異聞軼事，洵人瑞也。

第二十二節　庫庫那長命實驗談

庫庫那者，印度孟加拉人也。壽三百七十歲，齒牙凡四落四換，髮鬚亦屢黑屢白。額頂平闊，眉長濃潤，睫毛長寸餘。富於記憶力，一身事實，了了胸中，間嘗向人述其生平所經之事，原原本本，如山澗之泉，倒峽而下瀉，滔滔不絕，蓋喜談往事，老年人之普通性也。

人有叩其所以致壽之道，則曰：「吾亦不自知所以然，惟順養其天然而已。」

第四編　長命秘訣

第一章　伍秩庸博士之延壽法

伍先生，名廷芳，字秩庸，廣東新會人，今之衛生家也。溫良質直，博通中外，曾有見之於滬上者。先生精神矍鑠，耳目聰明，鬚髮蒼黑，齒牢健啖。登樓超級以上，足輕舉如飛，行年八十，望之若四十許人。

嘗自述云：「余少時多病，藥石寡靈，不得不考求衛生，棄膻葷，甘素食，慎起居，吸清空，力行不倦。厥體漸臒，而持之益篤。其時輒遭揶揄，詢以何徒自苦，僕如向道，不惑人言。久之，見夙疾頓蠲，精神日勝，步履無異少年，訕笑群息。又久之，見兩鬢復黑，乃奇而訝焉，由是多就余問還童術。爰答以只改良飲食，研究衛生而已，非有秘密良方也。」又云：「曩宦京華，每以肉食無益，不如蔬筍之味得清真，為養生者所引導。解組後，在滬開衛生會，月必兩集。為同志之講求。又創設慎食衛生館，專備素庖，俾開風氣。惟世人多嗜肥甘，罕趨淡泊，眾擎未協，鼎力難伸，殊可慨也！」

又嘗勸人云：「無論政界商界，自非體魄強健，生命延長，不克竟其事功。苟信之無疑，持之毅力，隨時隨地，皆可作為課程。蓋人非不能為，只患不肯為耳。況衛生一節，即在起居飲食之中，頤養天和，各適其適，何人不可行，何時不可行?眼前之原理，切己之要圖，而可委之不知不識耶？」

先生體素胖，常患冒寒頭風骨痛諸病，而腿上抽筋一症，時發時癒，發時甚苦，患之二十五年之久，中西醫藥，診治皆窮。其時體重一六五磅，惟就其體格而論，只合一二〇餘磅乃適相稱耳。凝肥逾度，實非適體所宜，於是先生決行減食之法，每逾七日，斷食一天。其法每一次於先一日午後六時食畢，俟隔一日之半，午刻乃食，計已閱三十七八句鐘之久。連行十八次，枵腹忘饑，殊無痛苦，體重漸減四十餘磅，而精神反覺勝常，益效頓見。當先生之初行減食法也，其第一日心亦惴惴，謝客杜門。迨二三次之後，做事如常，絕無倦態，一家之人，咸驚為異事。

先生自減食後，身雖稍瘠，疾苦頓除，全體益見安寧。使非確有把握，詎能堅忍若是。先生屏絕肥甘，專嗜素食，所食之品，以蔬菜穀豆之類，為最有滋益於人身。牛乳、雞蛋亦間或用之，凡腥雜膩滯之品，皆棄而不顧。營養清潔，則其卻病延年，良有以也。先生善與人同，願世人咸躋壽域，乃本其平日之經驗，彙編一書，名曰《延壽新法》，共分十三章，其理明顯而易知，其事平易而可行。凡導氣攝生，吐故納新，皆一一言之，既詳且密，無幽渺怪迂之術，無矯揉鹵莽之弊。讀先生之書者，苟能信之也深，行之也篤，持之也有恆，則心體安舒，形神暢達，康寧和樂，充其極足以還年而卻老，固自可操左券以得之矣。

第二章　梅幾尼轂甫之長壽藥

歐利那司梅幾尼轂甫者，俄國之猶太人也，曾任哇笛撒大學之細菌學教授。當西曆一八八八年，法國派司唐研究所，出重金延請梅氏。梅氏應其聘，始至於法。該所設立於法京巴黎，為微生物研究所，亦名黴菌研究所。其始研究細菌學之人，名路易派司唐，故即以其名名之，以為紀念。

梅氏既入派司唐研究所中，即專究種種免疫法，並考求人生之不老不死法，近已發明人壽百二十歲及百四十五歲之長生法，聲名播於邇遐，為全球人所稱道不置。我民國七年，梅氏年屆八旬，意氣壯盛，精神活潑，其矯健過於少年。然其平素之體質，固甚虛弱，惟自二十年以前，服飲酸乳，故得健全無病，以至於今。乃極力主張，以酸乳為卻病延年之靈劑焉。據梅氏之經驗所得，嘗謂人生在世，所以與年俱衰而生命短促者，其主因則在腸中，無酸素作用，不能撲滅害菌，非若胃中含有多量之鹽酸，即所謂胃酸是也。遇有白痢、赤痢等之害菌侵入，能立時撲滅之。至於腸中，則僅有亞爾加里性液，並無酸液，故有為害之細菌，竟至發生於其間，或由外侵入，毫無撲滅之能力，不得不任其分泌毒汁，遂蔓延害及他部，而人之衰老早死，即種因於是焉。乃欲求其長生不老，惟有設一良法，輸送酸液於腸內，以備撲滅害菌之用，則人體之衰老疾病，亦可以無憂矣。

梅氏之所主張既如是，然欲賴人工，得陸續輸酸於腸內，其事殊非易易，盡力試驗，未獲良妙之方法，於是梅氏思得一法，將生牛乳菌吞而下之，輸入腸中，或能奏此奇效也。先是梅幾尼穀甫因事至布加里亞國，即地球上所素稱為不老國者也。該國人民，全數不過三百萬，而年逾百歲者，竟有三千餘人，即百十歲、百十五、百二十歲之人，亦輒尋常視之。梅氏細心考察，乃知其國內人民，常飲一種含有乳酸菌之酸乳，所謂乳酸菌者，即布加里亞菌也。於是梅氏深信，此種酸乳，實為人身康健之聖藥。彼布加里亞人之所以多長壽者，其原因即在於此。遂謂吾人苟效布加里亞人，每日服飲酸乳，則其中之乳酸菌，至腸中發生乳菌，將腸中之亞爾加里性變為酸性，凡腸內所有一切害菌，必能盡為撲滅，雖年壽至高之人，亦可免腸內所生細菌之害，且能使腸內之亞爾加里性中所分泌之有毒老廢物，得中和於乳酸菌，不至為其所害，是故欲謀長生者，非日服乳酸不可。若服之既久，雖欲達百二十歲之長壽，亦非難事。何以證其然也？蓋梅氏自飲此乳酸後，其素來孱弱之體，一變而為康強健全之身，此其所以深信而不疑歟。

前此十餘年，梅幾尼穀甫因研究發炎症，在顯微鏡中，發見血液及淋巴液中，有無數之白血球浮游其間。而白血球之細胞內，復有多數特異之有害細菌，白血球一一吞而滅之。或者白血球力不能勝，因害細菌生殖極繁，而白血球反為所殺，則炎症漸次蔓延，其人之生命亦岌岌可危矣。於是梅氏謂人之疾病，或罹於死亡，或幸而痊癒，全視乎有害之細菌與白血球戰鬥之勝敗而決。白血球勝，則其人得病痊而復原；白血球敗，則其人必病劇而死亡。然則白血球細胞，有吞滅害菌之功能，可無疑義，乃本其平日研究所得，遂謂從免疫性動物之血漿，以製造血清療法之防毒血清。雖其中並無白血球，可以吞滅有害細菌，然以此血漿所造之血清，必含有化學上發酵素，即從白血球縱齧細胞所分泌者，其作用則能中和害菌之毒素，故以之注射患病之人，即能救治。或為預防疾病，先時注射之，亦可以免除病苦。又謂從無免疫清潔之動物，以其血漿製造為血清，則為潔淨血清，與因熱失效之防毒血清相和，即能使其恢復原效，故以此潔淨血清，注射於健全無恙之身體，則白血球細胞受其刺戟，尤增縱齧之能力，使分泌多量之發酵素，以中和病菌毒素，而不至於為害也。又謂人生屆於老邁，其體內各機關之機能，皆已衰弱，故呈顏容枯槁，皮膚皺皺，鬚髮皓白之現象，此因縱齧細胞分泌之發酵素已形減少，其中和害菌毒素，無同等之力，遂使營破壞作用之細菌，分泌毒素，盡力破壞，而無所阻礙，此人體之所以衰弱也。故以動物血漿，製造一種潔淨血清，其中含有白血球縱齧細胞分泌之發酵素，而時時注射於老年人之體內，則可使其體中，所有營破壞作用之細菌，不得逞其破壞之能力，而其人必得長生不老無疑。

故梅氏專心壹志，製造此類之長生血清，為當務之急。今雖尚在試驗之中，但其所主張，謂此長生靈藥，終必有告成之一日。迨其靈藥告成，則人類之生命，至少可得百四十五歲之長壽，且無論至若何年齡，而其朱顏黑髮，可以永久保持，決無衰頹之虞信。如是也，則人生之幸福為何如耶！

當梅氏製造此種靈藥以前，亦曾調製一種注射劑，稱為百二十歲之長生靈藥。當時梅氏之意，以為人之所以老死者，其原因或在白血球中之縱醫細胞，能醫殺有害之細菌，而組織人體之細胞。若勢力稍弱，亦必同時被其吞食，是以紅顏漸改，且毛髮中之色素細胞，亦遭其醫殺，是以白髮頻添。欲保持之，勢非盡滅縱醫細胞不可，乃以縱醫細胞分泌之毒素為基礎，調製一藥而注射之，以滅殺縱醫細胞。然施用此注射劑，不止盡滅縱醫細胞已也，凡體內所有之一切細胞，亦必同時殲盡，則危及生命，此理固甚顯明，不得已改弦易轍，乃根據前述之新理論，以動物血漿製造血清，而為百四十五歲之長生靈藥。

脫一旦此種靈藥，克告成功，則舉世之人，咸登仁壽之域。昔秦皇漢武以為萬乘之尊，遣有道之士求仙海上，術喜駐衰，崩角宮中，藥希不死，而終不可得者，不圖梅氏以研究之功，竟自信以為得之，斯誠人類之一大福音也。

第三章　各國人壽長短說

人類壽命之長短，其原因不一，大致不外乎氣候、職業、遺傳及生活狀態之變化而已。蒙古人種及馬來人種，恒不及普通高加索人種之長命；德意志之人民，其壽命之延長，亦不如蘇格蘭、丹麥、瑞典、匈牙利及俄羅斯南部之民。蓋居住於暖熱之地，多受風濕燥火之變化，且時有惡疫之流行，故不若寒暑適中之處，其所住之人，得易於保持其生命也。昔人謂南方卑濕，三十便衰；北方高涼，四十強壯，誠有所見而云然也。

近世之研究長生者，有謂世界愈文明，人類之壽命愈短促，斯固大可慮者。日本明治三十五年，調查其全國人民年齡平均之統計，得男子生存年齡平均為四十三歲九分五厘；女子生存年齡，平均為四十四歲八分五厘，男女之平均之生存年齡，為四十四歲五分，我國雖然向無年齡統計，然就現今全國普通人民之年齡測之，大致亦不外四十左右，較諸歐美諸國人民之平均年齡，已為延長，試就西曆一八四五年至一八五二年間歐美諸國男女生存年齡之調查，依其平均數之多寡，順序而列之於左：

國名	調查年次	平均生存年齡
美利堅（美國）	一八五〇	二三・一〇
英吉利（英國）	一八五一	二六・五六
挪威	一八五二	二七・五三
瑞典	一八五〇	二七・六六
荷蘭	一八四九	二七・七六
丹麥	一八四五	二七・八五
比利時	一八四六	二八・六三
法蘭西（法國）	一八五一	三一・〇六

據上列統計以觀之，則美利堅人之年齡，其平均且不滿二十五歲；法蘭西人之生存年齡，平均數雖稍較多，然亦不過三十一歲，是豈各人民之壽命，竟有如斯之短促乎？然以情勢而論之，則各國之人民，其年壽滿三十歲以上者，為數當必甚

多，而其平均年齡，大半在三十歲以下，是曷以故？

蓋生未一歲而即死亡者甚多也。據日本明治年間之統計年鑒，全國死亡人員，總數約有九十五萬九千人，其中未滿一歲者死亡之數，則有二十二萬八千人，約占總數四分之一，是可知各國嬰兒之死亡，亦必居其多數也。是故研究長生不老之法，不僅為年長者謀幸福，尤當注意於嬰兒之養育焉。

第四章　世界人類長壽相

古之擅相人術者，謂人之壽夭窮通，皆得決之於氣色。春秋時，內史叔服善相人，公孫敖命其二子見之，叔服曰：「穀也豐下，必有後於魯國。」姑布子卿亦善相，見無恤曰：「真將軍也，天之所授，雖賤必貴。」後漢管輅嘗自歎曰：「天與我才名，不與我年壽，恐四十七八間，不見女嫁兒娶也！」其弟問其故，輅曰：「我額上無生骨，目中無守精，鼻無樑柱，腳無天下根，背無三甲，腹無三壬，此皆不壽之驗。」後果如其言而卒。

然則揣骨聽聲之術，誰謂無可證信者哉？乃博採古昔之經書，復考驗歐美之典籍，發前人之奧旨，擅相術之真傳，願與世之謀長生者，共決壽命之長短

一、男子長壽之相：

神粹骨清，肉堅皮厚，氣足聲洪，面長圓潤，眉作一字式，色澤濃黑，或生修長之白毛，頂有餘皮，額有橫骨，頭圓如覆盆，腦骨橫生，顴起頰寬，髭鬚相稱，笏紋仰露額上，兩目有神，鼻梁高聳，端而不露，人中深長，口方闊而有稜，兩唇色紅如硃，齒整齊而堅密，耳長大而厚，孔內生毫，耳珠重垂，背如龜伏，腹大如囊。凡具此相者，其年壽必長。

二、女子長壽之相：

貌清神靜，坐視端正，額角方廣，頤頰豐圓，壽帶修長，人中深闊，目神澄澈，黑白分明，語聲輕細，圓實堅響，身體肥瘦適中，肌膚細膩美麗，手柔而潤，指長而細。凡具此相者，其年壽亦必長。

大展好書　好書大展
品嘗好書　冠群可期

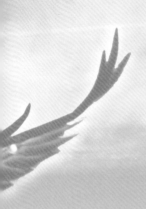

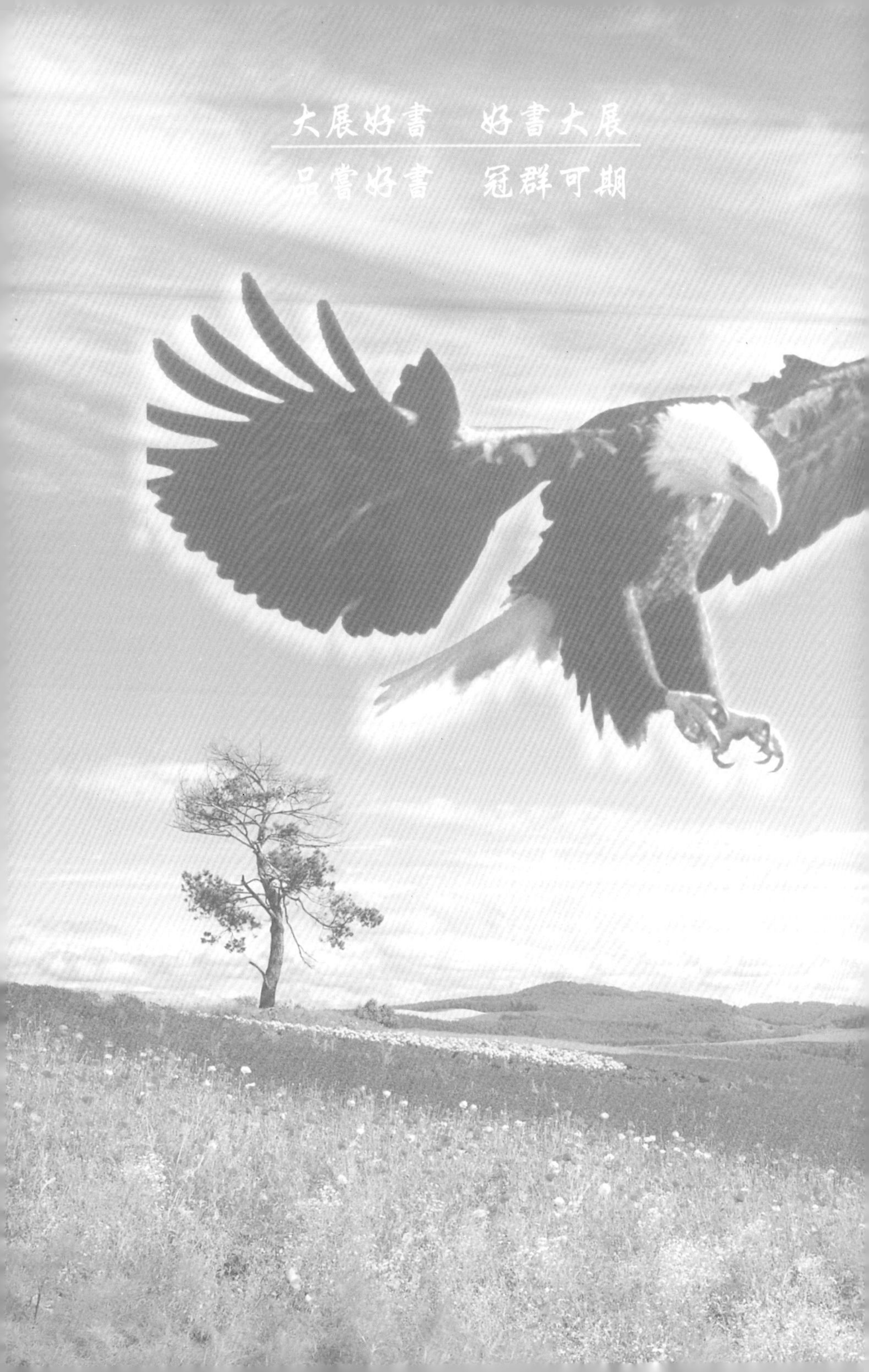
大展好書　好書大展
品嘗好書　冠群可期